老年糖尿病患者运动指导手册

名誉主编	保志军
主　审	许樟荣
主　编	白姣姣　洪　维
副主编	周秋红　储　静
编　委	王安妮　李慧媛　程玉霞　王　莹　德　吉　王　峥 殷晓菁　秦　雯　明　月　卢佳士　周　琳
参编人员	白姣姣　洪　维　周秋红　储　静　王一如　戴薇薇 付小爱　喻　玲　胡　婷　卢　湘　贾　青　万　艳 郭忠莹　赵子佳　董爱丽　陈　丽　钱晓敏 阿米娜古丽·吾布力卡斯木　　明飞霞　李　琳 王　芳　徐琤艳　吴　菁　杨　婕　李永琦　郜欣悦 范　艳　朱婧怡　朱彦嫒　宋品芳　刘　喆
绘　图	卢佳士

复旦大学出版社

主编简介

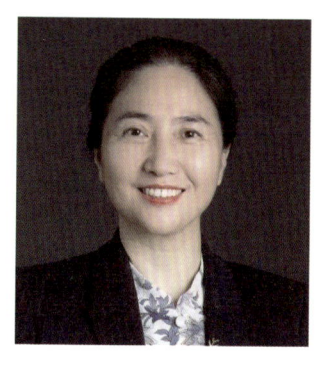

白姣姣,主任护师,足病护理师,硕士生导师。复旦大学附属华东医院糖尿病足多学科联合门诊主诊护士,"海上护理"巾帼特色护理创新工作室主任。兼任中国康复医学会康复护理专委会副主任委员,中国老年保健协会康复护理专委会主任委员,中华护理学会糖尿病专委会专家库成员及上海市老年学会长期照护专委会主任委员。

开设糖尿病足护理门诊19年,以第一作者或通讯作者发表核心期刊论文180篇,SCI收录论文20篇,获得专利授权24项,牵头发布团体标准4项。开展的糖尿病全程护理干预系列研究分别获得"中华护理学会科技奖二等奖""中国康复医学会科学技术进步奖二等奖""上海医学科技奖二等奖""上海护理科技奖一等奖"及"上海康复科技奖一等奖"。主编《老年糖尿病甲病处理技术》《糖尿病足标准化护理教育》等书籍。获上海临床康复优秀学科带头人,上海医务工匠,上海市三八红旗手,中国好护士,荣耀医者·美丽天使奖及2024年获得中共中央宣传部和国家卫生健康委员会联合授予的"最美医生"团队等荣誉。

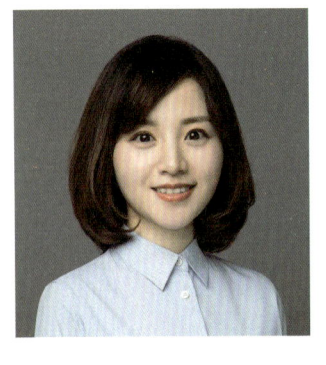

洪维,医学博士,主任医师,硕士生导师。复旦大学附属华东医院健康促进委员会办公室主任,健康管理部副主任。国家老年疾病临床医学中心PI,国家健康科普专家库成员。中国医院协会疾病与健康管理专业委员会委员,中国医师协会医学科普分会委员,中华医学会科学普及分会青年学组副组长,中国康复医学会骨与关节康复专委会委员,中国老年学和老年医学学会骨质疏松和骨内科分会常委,九三学社上海市科普工作委员会委员。

获得国之名医青年新锐,上海市大众科学传播新锐人物,上海市加强公共卫生体系学科建设带头人,上海市健康科普引领人才。获上海"医树奖",上海康复科技一等奖,复旦大学优秀青年医生等荣誉。主编《知行合一 健康百岁 老年居家健康自我管理手册》《动起来 防慢病 老年居家锻炼图文手册》《全科及健康管理专家聊特点》等科普书。

序

在 2025 年农历新年即将到来之际,复旦大学附属华东医院白姣姣主任护师及洪维主任等组织编写了《老年糖尿病运动指导手册》,邀我作序,我有幸先睹为快。人口老龄化导致老年糖尿病的发生率越来越高,老年糖尿病有其独特的特点,并发症多,很多人认为糖尿病就是吃药,实际上综合评估和治疗才是防治老年糖尿病的重要手段。本书通过科学明了、通俗易懂的语言教老年人做好糖尿病的自我评估,并在全面评估的基础上进行有效的运动处方,帮助老年糖友们科学有效地进行自我保健和健康管理。本书采用各种自测量表、卡通图画、图文并茂的形式,阅读起来生动活泼,引人入胜。内容系统而丰富,全面介绍了从神经、血管、心肺、代谢指标、运动能力、并发症、疼痛等的评估方法。从居家运动的方法,到运动辅具如步行阶梯训练、步态训练、足部训练、下肢血供训练装置等设备的使用,更加入了音乐疗法、人工智能等与时俱进的最新治疗理念。全书编排内容层层递进,图和文字相得益彰,实操性强,为健康老龄化赋予了新的内涵,也为老年人的家人、照护者及相关同道提供了一本有价值的参考书。

当前,我国已步入老龄化社会,60 岁以上老年人口比重不断攀升,庞大的老年人群给整个社会的医疗保健带来巨大负担。为积极应对人口老龄化的严峻挑战,老年人的医疗模式应由"被动就医"转变为"主动预防"。其实,人体的衰老是一个贯穿全生命周期的过程,任何时候的提前预防都不为过,本书无疑对居家老年人的自我健康管理有着独到之处,更侧重疾病的预防,完全符合"以治病为中心"向"以健康为中心"的转变,对中国老年人群具有重大的健康意义。

我极力向大家推荐本书,希望能为每一位老年人的健康生活增光添彩。

复旦大学附属华东医院院长
中国医师协会老年科医师分会副会长

保志军

2024 年 12 月 22 日

前　言

随着社会老龄化的加剧,老年人群中的糖尿病患病率显著上升。根据国际糖尿病联盟(IDF)的统计数据,全球约有5.37亿成年人患有糖尿病,占比达11.30%。而其中有相当一部分是老年群体,65岁及以上的老年糖尿病患者数量达到1.36亿,占比达19.9%。相比2019年,老年糖尿病患者增加了7400万人,增幅达16%。预计到2030年,全球糖尿病患者数量将上升至6.43亿,2045年将达到7.83亿。糖尿病人群中,老年糖尿病患者的比例日益增高,给患者的健康管理带来了前所未有的挑战。2020年发表的一项关于中国内地人群的大型横断面研究结果显示,60~69岁人群糖尿病患病率为28.8%,糖尿病前期患病率为47.8%;在≥70岁的人群中,糖尿病患病率为31.8%。作为一种慢性代谢性疾病,糖尿病不仅对患者的身体健康造成威胁,还可能引发一系列严重并发症,如心血管疾病、肾病、神经病变及下肢溃疡等。这些并发症对老年患者的生活质量和独立生活能力产生了深远影响,同时也给家庭和社会带来了沉重的经济负担。

近年来,国内外循证医学研究表明,运动治疗在糖尿病综合管理中发挥着不可替代的作用。它不仅能够显著改善血糖控制，还可以增强心肺功能、改善胰岛素敏感性、降低心血管疾病风险，并有效预防和延缓并发症的发生。然而，老年糖尿病患者由于其身体功能的衰退、多种慢性病的共存以及潜在的运动风险，对运动治疗有着更加个性化和精细化的需求。与此同时，随着医疗技术的发展和新的治疗理念的提出，智能化设备、动态监测技术、新型药物及精准医学的应用为老年糖尿病患者的运动管理提供了更多可能性。然而，如何将这些先进的技术与传统的运动治疗理念有机结合，并根据老年患者的特点制定科学、个性化的运动方案，仍然面临着诸多挑战。

本书以老年糖尿病患者的运动治疗为核心，从理论到实践全面覆盖，旨在为患者及其照护者提供科学指导。内容涵盖五大部分：首先，通过概述介绍老年糖尿病的流行病学特点和综合治疗策略，强调运动疗法的重要性及其在疾病管理中的关键作用；其次，在综合评估部分，详细说明神经功能、血管状态、心肺功能、代谢指标及并发症等多维评估方法，为个性化运动方案的制定提供科学依据；第三，聚焦运动处方，系统阐述其设计理念及内容，包括适应证与禁忌证，运动种类、强度、频率与持续时间的具体规划；第四，介绍适用于老年糖尿病患者的各类运动辅具，帮助提升运动效果与安全性；最后，结合智能化技术的发展，探讨人工智能在运动管理和效果监测中的应用现状与未来前景，为老年糖尿病的精准管理开辟新路径。希望本书能够帮助患者在安全范围内通过科学运动改善健康状况，并为健康老龄化的实现提供有益支持。

《老年糖尿病运动指导手册》不仅是一本运动指导的工具书，更是为老年糖尿病患者健康管理提供的一份运动指南。我们期望本书能够为老年糖尿病患者提供实用的运动指导，帮助他们安全、有效地进行运动治疗,提高生活质量,并预防和缓解糖尿病相关并发症发生与发展。通过科学的运动治疗,患者能够在保持身体健康的同时,增强自信心和独立性,享受更加充实的晚年生活。希望每位读者能够从本书中受益,勇敢迈出第一步,在实现健康老龄化的道路上不断前行。

我们要向所有参与本书编写、审阅以及支持本书顺利出版的个人和机构致以诚挚的感谢。感谢专家团队的倾力合作,是你们的专业知识、严谨态度和辛勤付出使得本书的编写成为可能;感谢各级组织和单位对本项目的指导与支持,你们的信任与投入为本书的出版提供了重要保障;也感谢社会各界人士对本书的关注与鼓励,你们的支持激励着我们不断前行。

正是由于大家的共同努力与支持,本书得以顺利完成。我们希望本书能够为相关领域的实践提供参考,也期待读者提出宝贵意见,以便进一步完善与改进。

编者
2024 年 12 月 23 日

目　录

第一章　概述 ... 001
　　第一节　老年糖尿病流行病学 ... 001
　　第二节　老年糖尿病综合治疗策略 ... 002
　　第三节　运动疗法 ... 005

第二章　综合评估 ... 009
　　第一节　神经功能评估 ... 009
　　第二节　血管状态评估 ... 011
　　第三节　心理状况评估 ... 014
　　第四节　运动与心理 ... 039
　　第五节　心肺功能评估 ... 052
　　第六节　代谢指标评估 ... 056
　　第七节　并发症评估 ... 059
　　第八节　运动能力评估 ... 062
　　第九节　疼痛评估 ... 064

第三章　运动处方 ... 066
　　第一节　运动处方的概念 ... 066

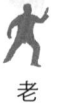

　　第二节　运动处方的适应证、禁忌证及注意事项　067
　　第三节　运动处方的内容　069

第四章　**运动辅具**　097
　　第一节　步行阶梯训练装置　097
　　第二节　肌力装置　098
　　第三节　步行训练装置　099
　　第四节　足部训练装置　100
　　第五节　下肢血供训练装置　104

第五章　**运动辅助策略**　107
　　第一节　集体训练指导　107
　　第二节　音乐元素融入　114
　　第三节　科技元素融入　115

第六章　**智能化在老年糖尿病运动中的应用**　119
　　第一节　现有智能化医疗设备　119
　　第二节　人工智能对老年糖尿病患者有效运动及
　　　　　　效果监测的支持现状　121
　　第三节　智能化在老年糖尿病运动领域的前景与
　　　　　　挑战　125

第一章
概 述

第一节 老年糖尿病流行病学

老年糖尿病是指年龄≥60岁,包括60岁以前诊断和60岁以后诊断的糖尿病患者,以2型糖尿病(type 2 diabetes mellitus,T2DM)为主,也包含1型糖尿病(type 1 diabetes mellitus,T1DM)和其他类型糖尿病。老年人中新发1型糖尿病少见,多为隐匿性自身免疫性糖尿病或是65岁以前诊断的1型糖尿病进入老年阶段。

老年糖尿病的诊断标准为:典型糖尿病症状(烦渴、多饮、多尿、多食、不明原因体重下降)加上随机静脉血浆葡萄糖≥11.1 mmol/L;或空腹静脉血浆葡萄糖≥7.0 mmol/L;或葡萄糖负荷后2小时静脉血浆葡萄糖≥11.1 mmol/L。

糖尿病的患病率随着年龄增大而增加,具有增龄效应。2019年的国际糖尿病联盟数据显示,中国≥60岁的老年糖尿病患者数量约为3550万,居世界首位,占全球老年糖尿病患者的1/4,且呈现上升趋势。2020年发表的一项关于中国内地人群的大型横断面研究结果显示,60~69岁人群糖尿病患病率为

28.8%,糖尿病前期患病率为47.8%,在≥70岁的人群中糖尿病患病率为31.8%,糖尿病前期的患病率为47.6%;与其他年龄段相比,60岁以上年龄段的糖尿病患病率及糖尿病前期患病率均最高;在性别方面,老年女性糖尿病患病率高于男性。

第二节 老年糖尿病综合治疗策略

一、3级预防

(一)一级预防

针对有糖尿病危险因素的老年人,目标是降低糖尿病的发生率。增龄是糖尿病发生的危险因素之一,老年人群是糖尿病的易患人群。在老年人群中,尤其是糖尿病前期人群中,开展健康教育,通过传递健康知识、改进生活方式(如合理膳食、适宜的运动等)以降低罹患糖尿病的风险。此外,有必要对老年人进行血糖与糖化血红蛋白(hemoglobinAlc,HbA1c)的筛查,加强对老年人群的心血管疾病危险因素管理(如戒烟、限酒、控制血压和血脂等),并对于使用他汀类药物的老年患者定期进行血糖监测。

(二)二级预防

针对糖尿病的老年患者,目标是降低糖尿病并发症的发生。对老年糖尿病患者应尽早诊断,在诊断时即应进行全面的并发症筛查及重要脏器功能评估,指导生活方式干预并结合患者情况进行合理的治疗,以减少并发症的发生。

(三)三级预防

针对有糖尿病并发症的老年患者,目标是降低患者致残率和死亡率,提高生活质量。对已出现并发症的老年糖尿病患者应采取及时有效的综合治疗措施,多学科联合管理,阻止或延缓糖尿病并发症的进展,降低老年患者致残率和死亡率,改善其生命质量。

二、健康状态综合评估

老年糖尿病患者健康状态的综合评估包括共患疾病情况、肝肾功能、用药情况、日常生活活动能力和工具性日常生活活动能力、认知功能、精神状态、营养情况等多方面综合评估。据此将老年糖尿病患者的健康状态等级分为"良好""中等"和"差"3个等级(表1-1)。基于此评估结果,制定老年糖尿病患者个体化的治疗、护理及康复策略。

表1-1 老年糖尿病患者健康状态综合评估

健康状态等级	老年糖尿病患者身体功能状态
良好(group1)	患者无合并症或合并≤2种除糖尿病外的慢性疾病(包括脑卒中、高血压、1～3期慢性肾脏病、骨关节炎等)和患者无日常生活自理能力(ADL)损伤,严重日常生活自理能力(IADL)损伤数量≤1
中等(group2)	患者合并≥3种除糖尿病之外的慢性疾病(包括脑卒中、高血压、1～3期慢性肾脏病、骨关节炎等)和(或)患者满足以下任意一项:①轻度认知障碍或早期痴呆;②IADL损伤数量≥2
差(group3)	患者满足以下任意一项:①合并≥1种治疗受限的慢性疾病(包括转移性恶性肿瘤、需氧疗的肺部疾病、需透析的终末期肾病、晚期心力衰竭)且预期寿命较短;②中、重度痴呆;③ADL损伤数量≥2;④需长期护理

三、老年糖尿病综合管理

(一) 营养治疗

营养治疗是糖尿病治疗的基础,应贯穿于糖尿病治疗的全程。营养治疗对于实现血糖、血压、血脂控制目标,维持目标体重,以及预防或延缓糖尿病并发症均具有重要作用。先应对老年糖尿病患者的营养状态进行评估,早期识别营养状况,以及时管理营养不良。营养治疗方案应与患者的整体生活方式相协调,包括其运动情况以及用药情况等。

(二) 运动治疗

运动是预防和治疗老年糖尿病的有效方法之一,以规律运动为主的生活方式干预可以改善糖尿病患者的胰岛素抵抗。老年糖尿病患者开始运动治疗前需要根据病史、家族史、身体活动水平以及相关的医学检查结果等进行运动前健康筛查,通过心肺耐力、身体成分、肌肉力量和肌肉耐力、柔韧性以及平衡能力等多项测试对老年患者的运动能力进行评估,为运动治疗方案的制定提供依据。

(三) 药物治疗

结合患者健康状态综合评估结果以及相应的血糖控制目标,经过营养治疗与运动治疗的生活方式干预后血糖仍不达标的老年 2 型糖尿病患者应尽早进行药物治疗。药物治疗的原则包括如下。

(1) 优先选择低血糖风险较低的药物。

(2) 选择简便、依从性高的药物,降低多重用药风险。

(3) 权衡获益风险比,避免过度治疗。

(4)关注肝肾功能、心脏功能、并发症及合并症等因素。

(5)不推荐衰弱的老年患者使用低血糖风险高、明显降低体重的药物。

(四)血糖监测

血糖监测是糖尿病管理的重要内容,规范的血糖监测结果可以反映糖尿病患者糖代谢紊乱的程度,用于制定合理的降糖方案,评价降糖治疗效果,指导调整治疗方案。目前临床上常用的血糖监测方法包括利用血糖仪进行床边毛细血管血糖监测、持续葡萄糖监测、糖化血红蛋白与糖化白蛋白监测等。老年糖尿病患者应根据自身血糖控制情况与治疗方案等因素,综合考虑制定血糖监测方案。

(五)健康教育

老年糖尿病患者通常病程较长,并发症、合并症多,应结合每位患者的特点进行个体化的健康教育。教育内容应包括糖尿病的病因、疾病进展、临床表现、糖尿病的危害、糖尿病并发症的识别和处理、个体化治疗目标、生活方式干预、各类药物的特点、临床药物选择及使用方法、血糖监测等。教育形式可以采取集体教育或针对性较强的社区小组教育、同伴教育及个体教育。有条件者也可以采取远程教育的模式,如微信公众号、手机应用程序、网络培训班等。不同的糖尿病教育形式互为补充,可以同时开展,以便更好地传递患者需要的信息资讯。

第三节 运动疗法

作为糖尿病综合管理的"五驾马车"之一,运动能改善血糖、血脂、血压、体重及体脂率等多种代谢指标,减少心血管疾病相关危险因素。运动疗法是指利用人体肌肉关节运动,以达到防治疾病、促进身心功能恢复和功能发展的一种方法。

大量研究及临床指南已证实运动疗法的益处,具体表现为通过适当足量、科学规律的运动,可提高组织器官对胰岛素的摄取和利用、增强骨骼肌功能和肌肉力量、改善糖脂代谢、提高机体对外界刺激的应变能力、延缓或减少糖尿病及其并发症发生发展、降低心血管疾病和死亡风险。运动时人体的摄糖能力提高、脂肪消耗增加,有利于降低血糖和血脂。同时运动能提高机体抗氧化能力,长期运动可以改善血管弹性和心功能,从而有效预防心血管疾病。运动能促进机体分泌内啡肽,增加愉悦感,消除紧张情绪,调节并促进心理健康。

一、运动疗法的内容

运动疗法通过运动计划具体落实,在充分考虑运动疗法的目的、时效性及个体特征后,运动计划应包含运动的频率(每周次数)、强度(费力程度)、时间(持续时间)、方式(运动类型)、总量(运动总量)、进阶和注意事项。频率推荐每周保持不低于3天的运动频率,在运动量相等的情况下,每周1~2天同样可以获得健康收益;强度以达到中等至较大强度的运动为目标,具体表现为1周内,至少应达到150分钟的中等强度有氧运动和1000卡(1卡=4.18焦)的体力活动能力消耗,需注意运动必须在充分考虑个体健康状况、运动能力,并在自然与社会环境允许的范围内,满足运动需求,并循序渐进,由低强度起始,缓慢进阶。

目前糖尿病运动疗法内容丰富,运动时可选择个人活动或借助辅具,如运动手环、软件及器械等,常见的运动内容包括有氧运动、民族传统运动、无氧运动、抗阻运动、柔韧性运动、平衡练习、间歇性运动、间歇性较大强度生活方式体力活动、结构化运动、整体运动等。

1. 有氧运动　又称耐力运动,是指运动所需的能量通过有氧运动氧化产生的,常见身体大肌群有节奏的、较长时间的持续运动,例如快走、跑步、跳广场舞、打太极拳、骑自行车和游泳等。

2. 民族传统运动　是基于中国传统文化和中医运动处方的运动方式,包括打太极拳、五禽戏、八段锦等。

3. 无氧运动　是指在高强度运动状态下,骨骼肌在没有足够氧气的情况下进行能量代谢的一种运动形式,通常持续时间较短(10～30秒)、强度较高(全力运动),如举重、短跑、跳跃等。

4. 抗阻运动　又称力量练习,是指运动过程中对抗外部阻力,一般可利用自身重量或借助训练器械实施,例如弹力带、杠铃、哑铃或固定器械,对保持平衡和预防摔倒方面具有重要作用。

5. 柔韧性运动　又称伸展运动或拉伸运动,是指增加肌肉的伸展性和关节活动范围,有助于提高运动效率,减少受伤风险,可以改善身体的整体运动能力。

6. 平衡练习　是指个体维持或恢复身体姿势以及控制身体稳定性,有利于增强身体的协调性,减少跌倒风险,例如单脚站立、闭眼站立,或借助平衡板、平衡球、平衡木等进行辅助练习等。

7. 间歇性运动　是指两次剧烈运动之间有一个休息时间的间歇阶段,对比传统耐力运动其更适合人体生理,例如慢跑与快跑交替,可提高运动效果,对于身体虚弱或患有慢性病的个体来说,可采取快走和慢走交替进行。

8. 间歇性较大强度生活方式体力活动　是指在日常生活中进行的短暂剧烈运动(最长1分钟或2分钟),例如快速步行或爬楼梯。

9. 结构化运动　是指有计划、有组织和针对性的运动模式。在运动过程中,根据个人的健康状况、体能水平、运动目的以及时间安排灵活调整。

10. 整理运动　又称放松阶段,是运动后的一部分,对于恢复非常重要,是身体平稳地从较高强度的运动状态过渡到静息状态的重要步骤。

二、运动疗法的注意事项

(1)运动前选择宽松吸汗的衣物、合适的鞋子和袜子,以及安全的运动环境,避免受伤。运动前须评估身体健康状况、运动能力和运动环境,具体评估事项包括血糖控制水平、心肺功能情况、是否伴随慢性病、是否合并视网膜病变、是否曾发生过跌倒、低血糖等不良事件。

(2)运动前后分别进行5～10分钟的低强度热身和恢复整理运动,以防肌肉拉伤或心脏负担加重;谨慎选择合适的运动项目、控制运动强度和运动时间,运动过程中随身携带补给,如糖果、饼干和水,避免发生低血糖;若在外运动须随身携带糖尿病急救卡,以便紧急情况下他人能迅速提供帮助。

(3)运动过程中留意身体感受,如出现头晕、心慌、胸闷等不适,应立即停止运动并寻求帮助;高度警惕运动损伤、低血糖、骨折、电解质紊乱等运动不良事件的发生;一旦发生严重并发症应暂停运动,待病情控制稳定后方可逐步恢复运动。

第二章
综合评估

第一节 神经功能评估

针对老年糖尿病患者,神经功能评估如同绘制一张精准的"身体地图",帮助患者与医疗团队了解神经系统在糖尿病影响下的细微变化。糖尿病引发的神经病变,尤其是周围神经病变和自主神经病变,会显著影响患者的感知、运动协调及平衡能力,从而增加运动过程中的风险。因此,全面的神经功能评估对于确保患者运动安全、制定个性化运动计划至关重要。

一、评估内容

(一)感觉功能评估

1. 触觉与痛觉　采用轻柔且标准化的棉签或尼龙丝,沿着预定的路径轻触患者的手脚皮肤,记录患者能否准确感知这些细微的触感。同时,利用特制的钝性神经针(如 Semmes-Weinstein 单丝)施加无痛刺激,以评估患者痛觉阈值的变化,即患者对疼痛刺激的敏感度。

2. 温度觉　使用温水(约 40℃)和冷水(约 20℃,确保安全无冻伤风险)浸泡的棉签,交替轻触患者皮肤,评估是否能准确区分冷热感受。这一步骤旨在评估患者的温度感知能力,对于预防烫伤或冻伤尤为重要。

3. 振动觉 采用专业的振动感觉阈值测定仪(如Biothesiometer)或简易振动笔,将其置于患者大脚趾底部或其他指定感觉减退区域,逐渐增加振动强度直至患者能够感知。这一测试能够评估患者深部感觉神经的完整性,对于糖尿病足的早期筛查具有重要意义。

(二) 运动功能评估

1. 肌力测试 通过徒手肌力测试(MMT)方法,医生或专业评估师会要求患者对抗阻力进行特定动作,如屈伸、外展等,以评估四肢主要肌群的肌力等级(0～5级)。这一评估有助于了解患者的肌肉力量状况,为制定合适的运动强度提供依据。

2. 协调性与平衡能力 采用一系列简单而有效的测试,如闭眼单脚站立测试患者的静态平衡能力,走直线测试(tandem walk)评估动态平衡及步态稳定性,以及罗姆伯格(Romberg)测试(要求被检者双足并拢站立,双手向前平伸,闭眼保持平衡,以判断前庭功能是否正常)检查本体感觉与视觉代偿功能。对于表现不佳的患者,建议进行针对性的平衡与协调性训练。

(三) 自主神经功能评估

1. 心血管反射 虽然专业的心血管反射测试通常在医院内进行,但患者可通过自我监测体位变化(如从卧位迅速站起)时的心率和血压变化,初步评估自主神经系统的调节功能。自主神经功能紊乱可能导致直立性低血压等症状,增加运动风险。

2. 自主神经症状调查 通过详细询问患者是否存在排汗

异常(如多汗、少汗或无汗)、胃肠功能紊乱(如便秘、腹泻交替)、膀胱功能异常(如尿频、尿急、尿失禁)等自主神经受损症状,为综合评估提供重要线索。

二、评估意义

神经功能评估有助于患者及医护人员全面了解患者的神经系统状况,识别潜在的运动风险,从而制定更加安全、有效的运动计划。通过评估,可以根据患者的具体情况调整运动方案,如为感觉减退的患者选择低冲击、不易导致皮肤损伤的运动项目;为平衡能力受损的患者加强防护措施和平衡训练等。

三、注意事项

(1)评估过程中,患者应保持放松状态,遵循指导进行操作。

(2)评估结果应由具备相关专业知识的医护人员解读,并结合患者的实际情况选择或制定个性化的运动方案。

(3)鉴于神经系统病变可能随时间进展,建议患者定期进行神经功能评估,以便及时调整运动计划。

第二节 血管状态评估

血管状态评估是老年糖尿病患者运动管理中的另一项重要任务。它如同一把精准的"健康标尺",帮助患者了解自身血管的健康状况。糖尿病作为心血管疾病的重要风险因素,可导致动脉粥样硬化、血管狭窄等病变,进而影响运动时的血液循环和供氧能力。因此,全面了解患者的血管状态对于制定安全、有效的运动计划至关重要。

一、评估内容

(一) 血压监测

1. 定期测量　使用电子血压计或水银血压计,定期(如每日或每周)测量并记录收缩压和舒张压值。注意监测血压波动情况,尤其是在运动前后、情绪激动或服用降压药物后。

2. 血压控制　对于高血压患者,应特别关注其血压控制情况,避免剧烈运动导致血压急剧升高而引发心脑血管事件。

(二) 血脂检查

1. 血脂指标　通过血液检查,了解总胆固醇、三酰甘油(甘油三酯)、高密度脂蛋白胆固醇(HDL-C)和低密度脂蛋白胆固醇(LDL-C)等血脂指标。这些指标是评估心血管疾病风险的重要依据。

2. 饮食与药物　对于血脂异常患者,应遵医嘱调整饮食结构(如减少饱和脂肪和胆固醇摄入),必要时采取药物治疗以降低血脂水平。

(三) 心血管风险评估

综合考虑患者的年龄、性别、家族史、个人病史(如心脏病史、高血压史、吸烟史等)以及血压、血脂等检查结果,进行心血管疾病风险评估。这一评估有助于识别高风险患者,并为其制定更加谨慎的运动计划。

(四) 血管影像学检查(必要时)

对于存在明显心血管疾病症状或高危因素的患者,可考虑进行心电图（ECG）、超声心动图（echocardiography）、下肢血管彩超（Doppler ultrasound）等影像学检查，以评估心脏结构和功能、血管狭窄程度等。

二、评估意义

血管状态评估的意义在于全面了解心血管健康状况，为制定合适的运动计划提供科学依据。通过评估，可以发现潜在的心血管疾病风险因素，如高血压、血脂异常、心脏病变或血管病变等。根据评估结果，调整运动强度、类型及持续时间等因素，以确保运动的安全性和有效性。同时，对于高风险患者，应在医生指导下进行运动，避免心血管事件的发生。

三、注意事项

（1）血管状态评估应由具备相关专业知识的医护人员进行，确保评估结果的准确性和可靠性。

（2）患者应如实提供个人病史、用药情况等信息，以便医生做出准确评估。

（3）评估结果应结合患者的实际情况制定个性化的运动计划，并坚持执行。同时，患者应关注身体反应，及时调整运动方案。

（4）对于存在明显心血管疾病症状或高危因素的患者，应在医生指导下进行必要的血管影像学检查，以进一步评估心脏结构和功能、血管狭窄程度等。

（5）通过全面的血管状态评估，可以更好地了解老年糖尿病患者的血管健康状况，为制定安全、有效的运动计划提供有力支持。

第三节　心理状况评估

心理评估（psychological assessment）是运用心理学的理论和方法，测试和评估患者的心理行为变化和心理特征。

心理诊断（psychological diagnosis）与心理评估的区别在于心理诊断是对有心理问题或障碍的人作出心理方面的判断和鉴别。

一、心理评估的作用

（1）单独或辅助作出心理或医学诊断。

（2）在进行心理或生物治疗前提供患者的基础信息，为治疗方案的制定奠定基础。

（3）在医学科学研究中扮演着重要角色，帮助研究人员了解不同人群的心理状态。

（4）用于能力和健康水平鉴定。

（5）预测个体的未来成就、辅助人才选拔等。

二、对心理评估者的要求

1. 技术　对心理学、病理心理学及其与健康和疾病关系的知识有系统的了解，对心理评估理论和操作有较好的掌握，要有与各种年龄、教育水平、职业性质、社会地位及各种疾病的人交往的经验。

2. 心理素质　具备健康的人格，乐于并善于与人交往，愿意助人，尊重人，有接纳性和通情。

3. 职业道德　具备认真客观的态度、保护被试者利益、管理好心理评估工具。

三、心理评估方法

(一) 观察法

观察法(observation method)是指有目的、有计划地观察被评估者在一定条件下的心理和行为表现,直接或间接地进行调查、记录和分析,从而获得心理社会方面健康资料的方法。心理评估时,常用的观察法如下。

1. 自然观察法　是指评估者在自然情境下有目的、有计划地观察被评估者的言谈、举止和表情,以了解被评估者的心理活动的方法。自然观察法广泛应用于日常工作中,由于观察到的场景是被评估者生活、学习或工作未被干扰下的原始状态,因此获得的数据更真实、更客观。但需要更多的时间与患者接触,同时需要评估者的敏锐的观察能力,可能存在实际操作困难和法律伦理问题。

2. 控制观察法　又称实验观察法,是在各种变量受到控制的情况下进行观察。控制观察可获得较强可比性和科学性的结果,但由于受实验控制过程中人为因素的影响,以及被评估者意识到正在接受实验,其结果的客观性可能会受到干扰,因此在实际工作中,其适用性会受到限制。

观察法的优点在于,它能够在自然环境中进行,方便且较为真实可靠,特别适合对特殊人群的研究。然而,观察法也存在一些缺点,主要表现为其被动性,难以实现重复观察和定量分析,同时也容易受到评估者主观臆断的影响。

观察技术包括多种表现形式,如面部表情(如眼神、眉毛、嘴唇的变化)、身体动作(如手势和姿势)以及声音特征(如音量、音调、语速和节奏)。通过细致观察这些元素,评估者能够获取关于个体情感状态和心理活动的重要线索,从而更全面地理解其行为和意图。这些技术为心理评估提供了丰富的信息来源。常见的观察内容如下。

(1)仪表和行为:需要注意被评估者的衣着是否整洁、是否与其身份相称,以及其姿势是否自然,是否存在奇异的行为或动作,是否避免目光接触。

(2)言语和沟通过程:关注被评估者言语的流畅程度,是否有言语过多或过少的情况,句法或用词是否恰当,以及是否能够运用非言语的沟通方式,如微笑、皱眉、手势和姿势等来表达情感。此外,还需观察被评估者与他人沟通的兴趣和积极性。

(3)思想内容:需要关注被评估者是否存在与问题无关的回答,内容是否散漫,是否有反复的主诉或持续的问题,以及是否出现妄想等情况。

(4)感觉和认知功能:需评估被评估者的感觉,如听觉、视觉和触觉,是否存在损害,是否能够集中注意力于当前任务,对时间和空间的定向能力,以及记忆力的表现。此外,还需观察被评估者是否能够进行简单的心算、阅读和书写。

(5)情绪:需要评估被评估者的心境如何,是否存在情绪不稳定、激动、焦虑、忧愁、欣快、发怒或淡漠等表现。同时,应注意自我报告与观察到的表情是否一致。

(6)洞悉和判断:需要考察被评估者是否对自己的行为和情感有所认识,是否理解造成问题的原因,以及对自己病情的自知力。此外,还需评估个体对改善自身情境的迫切程度。

(二) 会谈法

会谈法(interview method)又称"访谈法""晤谈法"等,是评估者通过与被评估者的谈话沟通过程了解被评估者心理状态的一种方法,是心理评估中最常用的基本方法之一。

1. 会谈的形式　会谈法是一种有目的、面对面的会话,依据在会谈过程中的控制程度不同,会谈的形式包括自由式会谈和结构式会谈两种。

(1) 自由式会谈:是指双方事先不拟定固定问题及顺序进行的会谈。属于开放性会谈,气氛相对轻松,被评估者也不那么拘束,可以自由地表达自己,评估者可收集较大量的信息。缺点是时间较长,有时会谈内容可能比较松散,影响评估的效率。

(2) 结构式会谈:是指根据预先拟定的会谈大纲或主题进行有目的、有计划、有步骤的会谈。根据特定目的预先拟定一定的结构和程序的会谈方法,具有省时、高效和相关性强的优点,但谈话内容有限,容易限制被评估者的表达,忽略信息,甚至使被评估者感到拘束或例行公事。

2. 会谈法的目的与作用　①收集材料式晤谈旨在获取个体的背景信息和相关资料,为后续分析提供基础。②诊断式晤谈侧重于评估个体的心理状态,帮助专业人士作出准确的心理或医学诊断。③心理咨询和心理治疗式晤谈则聚焦于帮助个体解决心理困扰,提供支持与指导,以促进其心理健康和情感发展。

3. 会谈法的主要内容

(1) 收集材料式晤谈:①一般资料包括被评估者的职业和文化程度,这有助于了解其背景。②需探讨被评估者寻求帮助的问题及其原因,以明确焦点。此外,婚恋或家庭情况也是重要的讨论内容,能够反映被评估者的情感支持系统。生长情况和健康情况则提供了个体发展的背景,而个人嗜好可以揭示其兴趣和生活方式。工作情况和生活事件的了解有助于评估个体的压力源和适应能力。最后,人际关系和社会支持网络的探讨则能反映个体在社交层面的资源。

(2)诊断式晤谈:重点关注症状,并按照精神状态检查提纲进行系统评估。①询问是否存在感知觉障碍,如幻觉等。②评估智力和思维过程是否有障碍,包括妄想。③需检查被评估者的注意力和定向力是否正常,同时关注情绪是否高涨或低落;异常行为表现也是需要仔细观察的方面。④评估个体的自知力,即其对自身状况的认知程度。这些内容的系统性评估,有助于确诊和制定相应的干预策略。

(3)心理咨询和心理治疗式晤谈:①探讨被评估者面临的具体心理困扰,以帮助其明确问题的性质。②鼓励被评估者表达内心感受,识别情绪反应,并促进情感的宣泄。此外,分析行为模式和思维方式,帮助识别消极思维及不适应的行为习惯。目标设定环节协助被评估者制定可实现的目标,明确咨询的方向。③提供有效的应对策略,帮助管理压力和改善人际关系。

4.会谈前后的要点

(1)在进行心理会谈之前,基本准备工作至关重要:①应对被评估者进行热情的问候与关心,以建立良好的人际关系,营造舒适的氛围。②了解来访者的基本情况,有助于后续的沟通与评估。③需向被评估者介绍有关就诊的知识,使其了解即将进行的步骤和手续,从而减少紧张感,增强其参与感。这些准备工作为顺利的会谈奠定了良好的基础。

(2) 在心理会谈中,恰当的晤谈技术至关重要:①通常采取开放性提问,以鼓励被评估者自由表达,深入探讨其想法和感受。②注意倾听是关键,特别是用心去听,以理解被评估者的真实需求与情感。此外,沟通时应尽量使用通俗易懂的语言,避免不必要的专业词汇,以确保被评估者能够轻松理解所讨论的内容。③为防止遗忘,可以记录关键要点,但必须在征得被评估者同意的情况下进行。这些技术能够有效促进会谈的顺利进行和信息的有效传达。

(三) 心理测验法

心理测验法是以心理学理论为依据,在标准情形下,用统一的测量手段(如器材)来测试个体对测试项目所做出的行为反应。通过测量可以了解被评估者心理活动的规律和特征,如智力测验和人格特征测验等。

1. **心理测验法的必备条件** ①必须有一套标准化的心理测验工具,以确保测试的可靠性和有效性。②测试环境应保持一致,避免干扰,确保无第三者在场。评估者需熟悉测验内容,操作熟练,且不得做出暗示,并需对测验结果保密。③被评估者应具备合作态度,情绪稳定,并认真对待测验。满足这些条件,有助于提高心理测验的准确性和科学性。

2. **标准化心理测验的基本条件**

(1) 常模:是指某种心理测验在特定人群中测查结果的标准量数,用于进行比较的依据,其形式包括均数、标准分、百分位、划界分和比率。

(2) 信度:反映测验工具在对同一对象进行多次测量时结果的一致程度,体现了测验分数的可靠性和稳定性。

(3) 效度:表示测验工具能够真实测量其所要测量内容的

程度,反映了测验结果的有效性和正确性。

3. 应用心理测验的基本原则

(1) 标准化原则:要求采用公认的标准化工具,这些工具应具备较高的信度和效度,并具有统一的计分方法和常模。

(2) 保密原则:强调测验内容和结果必须严格保密,以保护被评估者的隐私。

(3) 客观性原则:要求在评价测验结果时,全面考虑被评估者的生活经历、家庭背景、社会环境以及通过会谈和观察获得的其他资料。这些原则共同确保心理测验的科学性、可靠性和伦理性。

4. 心理测验的类型　心理测验的分类:①按功能分:主要包括智力测验、人格测验、神经心理学测验和评定量表等。这些测验各自侧重于不同的心理领域和评估目标。②按测验方法分:心理测验则可分为问卷法、作业法和投射法等,这些方法各具特点,适用于不同的测量需求。通过这些分类,可以更好地选择和应用适合的心理测验工具。

(1) 智力测验:智力测验用于测量个体的智力水平及其特点,并可作为痴呆等疾病的辅助诊断工具。离差智商是一种基于统计学的智商计算方法,适用于任何年龄段的个体。其计算公式为:

$$离差智商 = 100 + 15 \times (X - M)/SD$$

其中 X 代表被评估者的成绩,M 是同一年龄组人群成绩的均数,SD 是同一年龄组人群成绩的标准差。这种方法通过比较个体成绩与同龄人群的表现,提供了相对智力水平的量化评估(表 2-1)。

表 2-1 智力水平的等级名称与划分（按智商值划分）

智力等级名称	韦氏量表(s=15)	斯坦弗-比奈量表(s=16)
极优秀	>130	>132
优秀	120～129	123～131
中上	110～119	111～122
中等（平常）	90～109	90～110
中下	80～89	79～89
边缘（临界）	70～79	68～78
轻度智力缺损	55～69	52～67
中度智力缺损	40～54	36～51
重度智力缺损	25～39	20～35
极重度智力缺损	<25	<20

韦氏智力量表是一种常用的智力测验工具，包含言语和操作两个分量表。通过常模的换算，可以得出被评估者的言语智商、操作智商和全智商。这些指标帮助评估个体在不同智力领域的表现，从而提供全面的智力水平分析（表 2-2）。

表 2-2 常用的韦氏智力量表

量表名称	适用年龄（岁）
中国—韦氏幼儿智力量表(C-WYCSI)	4～6.5
中国修订韦氏儿童智力量表(C-WISC)	6.5～16.5
中国修订韦氏成人智力量表(WAIS-RC)	>16

韦氏智力测验的一般规律是按先言语后操作的顺序进行，

各分测验项目中的测题通常由易到难排列。在测验过程中,对于中途难以通过的项目,按照规定可终止该项目的测验。此外,一些项目设有严格的时间限制,以确保测验结果的有效性和准确性(表2-3)。

表2-3 韦氏成人智力量表(WAIS-RC)测试项目和内容

类别	分测试项目和内容	所测能力
言语测试	知识:29个题目,包括历史、地理、天文等	知识、兴趣范围和长时记忆等能力
	领悟:14个题目,涉及社会风俗、价值观、成语等	对社会的适应程度,尤其是对伦理道德的判断能力
	算术:14个心算题,要计时	对数的概念和操作(加、减、乘、除)能力,注意力及解决问题的能力
	相似性:有13对词,念给被评估者听时要求说出每对词的相似性	抽象和概括能力
	数字广度:念给被评估者一组数字,要求顺背3~12位数,倒背2~10位数	瞬时记忆和注意力
	词汇:念40个词汇给被评估者听,要求在词汇表上指出并说明其含义	词语理解和表达词义的能力
操作测试	数字符号:阿拉伯数字1~9各配一符号,要求被评估者给测验表上90个无顺序的数字配上相应的符号,用时90秒	手-眼协调,注意记住能力和操作速度
	图画填充:21个图画,都缺失一个重要部分,要求说出缺失什么并指出缺失部分	视觉辨认能力,对组成物件要素的认识能力及扫视后迅速抓住缺点的能力

续表

类别	分测试项目和内容	所测能力
	木块图案:要求被评估者用9块红白两色的立方形木块按照木块测验图卡组合成图案,共7个	辨认空间关系的能力、视觉分析综合能力
	图片排列:把说明一个故事的一组图片打乱顺序后给被评估者看,要求摆成应有的顺序,共8组	逻辑联想,部分与整体的关系、思维灵活性
	图形拼凑:把人体、头像等图形的碎片给被评估者,要求拼成完整的图形,共4个	想象力、抓住事物线索的能力、手-眼协调能力

（2）人格测量：人格测量旨在评估个体在适应社会过程中形成的稳定而独特的心理特征，这些特征是遗传与环境交互作用的结果，主要包括气质、性格、能力、兴趣和态度等。常用的人格测量工具包括艾森克人格问卷、大五人格量表、卡特尔16项人格因素以及投射测验等，这些工具可以帮助深入理解个体的人格特征及其对行为的影响。

艾森克人格问卷（Eysenck personality questionnaire, EPQ）由3个主要的人格维度和一个效度量表组成。其中，内外向维度（E）用于评估个体的内外向特征；人格特征神经质维度（N）则评估情绪稳定性；精神病维度（P）关注与精神病理相关的人格特征。此外，掩饰量表（L）用于测查个体的朴实性、遵从社会及道德规范等特征。该测验工具包含测验问卷和答卷、评分套板以及测验手册，为评估提供了全面的支持（图2-1）。

1) E量表(内外向维度)：用于评估个体的外向性格，高分提示其性格外向、善于交际、情绪易冲动，并渴望刺激和冒险；而

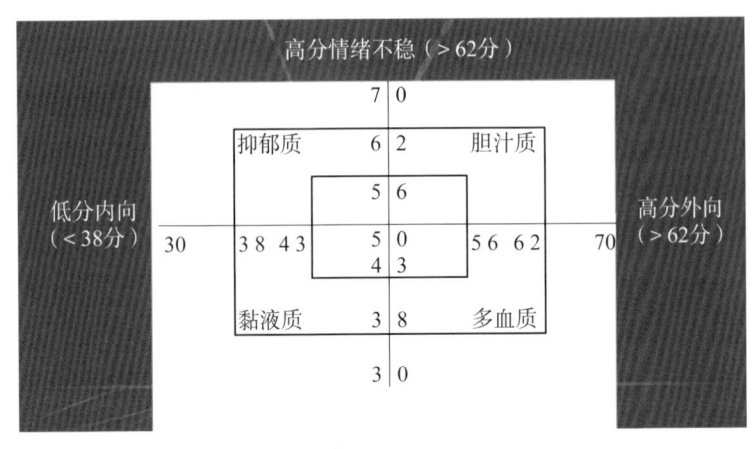

图2-1 艾森克人格量表各维度评分

低分则表明个体内向、沉静且不善言谈。这一维度帮助理解个体在社交场合中的表现及其对新体验的态度。

2）N量表（神经质维度）：用于评估个体的情绪稳定性，高分提示个体可能表现出焦虑、紧张、易怒等特征，情绪易激惹且不稳定；而低分则表明个体情绪较为稳定，情绪反应相对缓慢且较弱。这一维度有助于理解个体在面对压力和挑战时的情绪反应。

3）P量表（精神质维度）用于评估个体与精神病理相关的人格特征。极端高分通常表明个体孤独、不关心他人、缺乏同情心，并可能表现出敌意、适应环境困难、行为古怪，甚至喜欢从事奇特的活动；而低分则指示个体合群且适应性强。这一维度帮助理解个体在社会交往和适应环境方面的表现。

4）L量表（掩饰）用于评估个体在社会交往中的自我呈现。过高的得分通常表明个体掩饰程度高、过分自我保护，并且社会成熟度较高，但同时可能影响测量的可靠性；而低分则指示个体较为纯朴,社会成熟度相对较低。这一维度有助于理解个体在遵从社会规范和展现真实自我之间的平衡。

大五人格量表是一种用来描述人类性格的工具,它通过5个主要特征来评估个体的人格,具体特征如下:开放性(对新事物的好奇和尝试)、责任心(有条理和可靠)、外向性(社交和活跃)、宜人性(友善和合作)以及神经质(情绪稳定性)。通过这个量表,评估者可以更好地理解自己和他人的行为,如在工作、学习或人际关系中如何更好地相处。大五人格量表因其科学性和实用性,广泛应用于心理学研究和职业指导中。

卡特尔16项人格因素(16 personality factors questionnaire, 16PF)是由心理学家雷蒙德·卡特尔于20世纪40年代开发的一种人格测评工具,旨在系统评估个体的人格特征。该量表(表2-4)通过16个主要的人格因素来描述性格,包括温暖、推理能力、情绪稳定性、支配、活跃性、经验开放性等,涵盖了个体在社交、情感、决策等方面的表现。卡特尔16PF广泛应用于职业选拔、心理咨询和教育领域,帮助评估应聘者的人格特征与职位匹配度,以及支持个体的职业规划和发展。通过详细的人格分析,16PF为理解个体的行为模式和情感反应提供了重要的视角。

表2-4 卡特尔16项人格测验

根源特质	低分特征	高分特征
开朗性	缄默、孤独	合群、外向
聪慧性	迟钝、学识浅薄	智慧、富有才识
稳定性	情绪激动	情绪稳定

续表

根源特质	低分特征	高分特征
支配性	谦虚、顺从	好强、固执
兴奋性	严肃、谨慎	轻松、兴奋
有恒性	权宜、敷衍	有恒、负责
勇敢性	畏缩、退却	冒险、敢为
敏感性	理智、着重实际	敏感、感情用事
怀疑性	信赖、随和	怀疑、刚愎
幻想性	现实、合乎成规	幻想、狂放不羁
机敏性	坦白直率、天真	精明能干、世故
忧虑性	安详沉着、有自信心	忧虑抑郁、烦恼多端
实验性	保守、服膺传统	自由、批评激进
独立性	依赖、随群附众	自主、当机立断
自律性	矛盾冲突、不明大体	知彼知己、自律谨严
紧张性	心气和平	紧张、困扰

投射测验通过让个体对模糊刺激（如墨迹图或图片）作出反应，来揭示其潜在的情感、动机和人格特征。这种测验的核心理念是，个体在面对不明确的刺激时，会将自己的内心状态投射到这些材料上，从而表达出其真实的想法和感受。由于没有标准答案，这种方法能够深入挖掘个体不

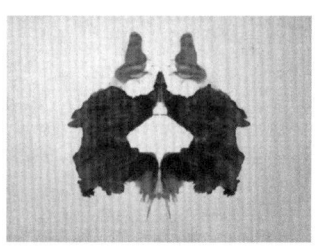

图2-2 罗夏墨迹测验

愿直接表达的情感和动机,因此常被广泛应用于临床心理学和心理治疗中。常见的投射测验包括罗夏墨迹测验(图2-2),能帮助评估者更好地理解个体的内心世界。

(3) 情绪测验:情绪(emotion)是个体对客观事物是否符合自身需要的内心体验与反映。当需要获得满足,就会产生高兴、满意、爱慕等积极肯定的情绪和情感,反之则会产生愤怒、不满、仇恨等消极否定的情绪和情感。

情绪是人和动物共有的心理现象,与生理需要满足与否的体验相关,具有较强的情境性、激动性和暂时性。情感是人类特有的高级心理现象,具有较强的稳定性、深刻性和持久性,为人格构成的重要成分。情绪与情感既有区别又相互联系。情绪依赖于情感,各种情绪受已经形成的情感特点的制约;情感也依赖于情绪,人的情感总是在各种不断变化着的情绪中得到体现。从某种意义上说,情绪是情感的外在表现,情感是情绪的内在本质。

1) 常见的异常情绪:

A. 焦虑(anxiety):是个体感知所面临的威胁和压力时所产生的不安与烦躁的情绪体验。通常表现为注意力不集中、易激惹、内心不安、心烦意乱、莫名其妙的恐惧和对未来的不良预感,常伴有呼吸加快、心悸、出汗、反复搓手和尿频等自主神经紊乱症状。部分个体除了反复述说忧虑事件外,还会出现坐立不安、徘徊、过度吸烟甚至发抖等行为表现。轻度焦虑能刺激个体的警觉度增加,从而有效应付和控制当前的局面;重度焦虑则使个体处理事件的能力下降。

B. 抑郁(depression):是一组以情绪低落为特征的情绪状态,是一种常见的精神疾病,又被称为"精神感冒"。主要表现为情绪低落、兴趣降低、悲观、哭泣、无助感、思维迟缓、逃避现实、缺乏主动性、自责自罪感、睡眠障碍等,甚至有自杀倾向。

2) 常见异常情绪的心理测验工具:

A. 汉密尔顿焦虑评估量表(Hamilton anxiety scale, HAM-A):HAM-A(表2-5)是一种用于评估焦虑症状的临床量表,由心理学家梅尔·汉密尔顿于1959年开发。该量表包含14个项目,评估个体在过去1周内的焦虑程度,涵盖情绪性焦虑、躯体性焦虑、睡眠障碍等方面。每个项目的评分范围为0~4分,总分从0~56分,分数越高表示焦虑程度越严重。HAM-A广泛应用于临床和研究中,不仅用于评估患者的焦虑症状及其严重性,还可以监测治疗效果,帮助医生评估药物或心理治疗的有效性。

表2-5 汉密尔顿焦虑量表(HAM-A)

项目	分数	说明
1. 焦虑心境	0、1、2、3、4	担心、担忧,感到有最坏的事情将要发生,容易激惹
2. 紧张	0、1、2、3、4	紧张感,易疲劳,不能放松,易哭、颤抖,感到不安
3. 害怕	0、1、2、3、4	害怕黑暗、陌生人、独处、动物,以及乘车或旅行及人多的场合
4. 失眠	0、1、2、3、4	难以入睡,易醒,睡眠不深,多梦、梦魇,夜惊,醒后感疲劳
5. 认知功能	0、1、2、3、4	称记忆、注意障碍,注意力不能集中,记忆力差
6. 抑郁心境	0、1、2、3、4	丧失兴趣,对以往爱好缺乏快感,抑郁、早醒,昼重夜轻

续 表

项目	分数	说明
7. 肌肉系统症状	0、1、2、3、4	肌肉酸痛,活动不灵活,肌肉抽动,肢体抽动,牙齿打战,声音发抖
8. 感觉系统症状	0、1、2、3、4	视物模糊,发冷发热,软弱无力,浑身刺痛
9. 心血管系统症状	0、1、2、3、4	心动过速,心悸,胸痛,血管跳动感,昏倒感,期前收缩
10. 呼吸系统症状	0、1、2、3、4	胸闷,窒息感,叹息,呼吸困难
11. 胃肠道症状	0、1、2、3、4	吞咽困难,嗳气,消化不良,肠动感,肠鸣,腹泻,体重减轻,便秘
12. 生殖泌尿系症状	0、1、2、3、4	尿频,尿急,停经,性冷淡,过早射精,勃起不能,阳痿
13. 自主神经症状	0、1、2、3、4	口干,潮红,苍白,易出汗,起"鸡皮疙瘩",紧张性头痛,毛发竖立
14. 会谈时行为表现	0、1、2、3、4	紧张,不能松弛,忐忑不安,咬手指,紧握拳,摸弄手帕,面部抽动,不停顿足,手发抖,皱眉,表情僵硬,肌张力高,叹息样呼吸,面色苍白;吞咽,呃逆,安静时心率快,呼吸过快(20 次/分钟以上),腱反射亢进,震颤,瞳孔放大,眼睑跳动,易出汗,眼球突出

B. 汉密尔顿抑郁评估量表(Hamilton depression scale, HAM - D):HAM - D(表 2 - 6)是一种用于评估抑郁症状的临床工具,由梅尔·汉密尔顿于 1960 年开发。该量表通常包含 24 个条目,涵盖情绪低落、失去兴趣、食欲和睡眠变化、自我评价、精力不足等多个方面。每个条目根据症状的严重程度

评分,以帮助医生评估抑郁的严重性和监测治疗效果。由于其科学性和实用性,HAM-D广泛应用于临床心理学和精神病学领域,成为评估抑郁症状的重要标准化工具。

表2-6 汉密尔顿抑郁量表(HAM-D)

项目	分数	项目	分数
1. 抑郁情绪	0、1、2、3、4	13. 全身症状	0、1、2
2. 有罪感	0、1、2、3、4	14. 性症状	0、1、2
3. 自杀	0、1、2、3、4	15. 疑病	0、1、2、3、4
4. 入睡困难	0、1、2	16. 体重减轻	0、1、2
5. 睡眠不深	0、1、2	17. 自知力	0、1、2
6. 早睡	0、1、2、	18. 日夜变化 A. 早 B. 晚	0、1、2
7. 工作和兴趣	0、1、2、3、4	19. 人格或现实解体	0、1、2
8. 迟缓	0、1、2、3、4	20. 偏执症状	0、1、2、3、4
9. 激越	0、1、2、3、4	21. 强迫症状态	0、1、2、3、4
10. 精神性焦虑	0、1、2、3、4	22. 能力减退感	0、1、2、3、4
11. 躯体性焦虑	0、1、2、3、4	23. 绝望感	0、1、2、3、4
12. 胃肠道症状	0、1、2、	24. 自卑感	0、1、2、3、4

C. Zung焦虑自评量表(Zung self-rating anxiety scale, SAS):SAS(表2-7)是一种自我评估工具,旨在帮助个体评估其焦虑水平,由心理学家威廉·Zung于1971年开发。该量表包含20个项目,涵盖情绪症状、生理反应、认知障碍和行为改

变等方面,每个项目的评分范围为 1~4 分,总分从 20~80 分,分数越高表示焦虑程度越严重。SAS 广泛应用于临床和研究中,不仅用于评估患者的焦虑症状及其严重性,还可监测治疗效果,因其简便有效而受到心理学和精神病学领域的广泛认可。

表 2-7 Zung 焦虑量表(SAS)

项目	偶尔	有时	经常	持续
1. 你是否觉得最近比平常容易紧张、着急	1	2	3	4
2. 你是否会无缘无故地感到害怕	1	2	3	4
3. 你是否感到心烦意乱或觉得惊慌	1	2	3	4
4. 你是否有将要发疯的感觉	1	2	3	4
5. 你是否感到不如意或觉得其他糟糕的事将要发生在你身上	1	2	3	4
6. 你是否感到自己发抖	1	2	3	4
7. 你是否感到头痛、胃痛	1	2	3	4
8. 你是否感到疲乏无力	1	2	3	4
9. 你是否发现自己无法静坐	1	2	3	4
10. 你是否感到心跳得很厉害	1	2	3	4
11. 你是否感到头晕	1	2	3	4
12. 你是否有过晕厥或感觉要晕倒	1	2	3	4
13. 你是否感到气不够用	1	2	3	4

续 表

项目	偶尔	有时	经常	持续
14. 你是否感到四肢或唇周发麻	1	2	3	4
15. 你是否感到心里难受、想吐	1	2	3	4
16. 你是否常常要小便	1	2	3	4
17. 你是否手心容易出汗	1	2	3	4
18. 你是否感到脸红发烫	1	2	3	4
19. 你是否感到无法入睡	1	2	3	4
20. 你是否会做噩梦	1	2	3	4

使用说明:SAS用于评定情绪主观感受及在治疗康复中情绪变化的指标。请被评估者根据最近1周的实际情况在相应栏内打"√"。如被评估者文化程度太低,可由评估者逐项念给被评估者,然后由被评估者自己做出评定。每一项目按1~4个等级评分,"1"表示没有或很少时间有,"4"为绝大部分或全部时间都有。评定完后将20项评分相加得到总分,然后乘以1.25,取其整数部分,即得到标准总分。正常总分值为50分以下。50~59分:轻度焦虑;60~69分:中度焦虑;70~79分:重度焦虑。

D. Zung 抑郁自评量表(Zung self-rating depressed scale,SDS):Zung 抑郁自评量表是一种自我评估工具,旨在帮助个体评估其抑郁水平,由心理学家威廉·Zung 于1965年开发。该量表(表2-8)包含20个项目,涉及情绪状态、认知功能、生理反应和行为变化等多个方面。每个项目的评分范围为1~4分,总分从20~80分,分数越高表示抑郁程度越严重。Zung 抑郁自评量表广泛应用于临床和研究中,既可以用于评估患者的抑郁症状及其严重性,也可用于监测治疗效果,因其简便性和有效性而受到心理学和精神病学领域的广泛认可。

表 2-8　Zung 抑郁量表(SDS)

项目	偶尔	有时	经常	持续
1. 你感到闷闷不乐、情绪低沉吗	1	2	3	4
2. 你要哭或想哭吗	1	2	3	4
3. 你早晨醒来心情好吗	1	2	3	4
4. 你入睡困难吗	1	2	3	4
5. 你最近饭量减少了吗	1	2	3	4
6. 你感到体重下降了吗	1	2	3	4
7. 你是否对异性感兴趣	1	2	3	4
8. 你的排便习惯有何改变？常为便秘苦恼吗	1	2	3	4
9. 你感到心跳得很厉害吗	1	2	3	4
10. 你容易感到疲劳吗	1	2	3	4
11. 你是不是总感到无法平静	1	2	3	4
12. 你是否感到做事的动作越来越慢了	1	2	3	4
13. 你是否感到思路混乱无法思考	1	2	3	4
14. 你是否感到四肢或唇周发麻	1	2	3	4
15. 你对未来充满希望吗	1	2	3	4
16. 你是否感到难以做出决定	1	2	3	4
17. 你容易发脾气吗	1	2	3	4
18. 你对以往感兴趣的事还感兴趣吗	1	2	3	4

续表

项目	偶尔	有时	经常	持续
19. 你是否感到自己是无用之辈	1	2	3	4
20. 你是否有轻生的念头	1	2	3	4

使用说明:同焦虑自评量表。正常总分值为50分以下。50～59分:轻度抑郁;60～69分:中度抑郁;70～79分:重度抑郁。

(4) 应激与应对评估:

1) 应激(stress):又称压力,是指当个体面临或觉察到环境变化对机体有威胁或挑战时做出的适应性和应对性反应的过程。应激源(stressors),又称压力源,凡能够引起个体产生应激的各种因素均可视为应激源。可分为以下4种类型。①生理性应激源:包括机体生理功能失调或组织结构残缺,如疲劳、饥饿、失眠、外伤、手术、疾病等。②心理性应激源:是指导致个体产生焦虑、恐惧和抑郁等情绪反应的各种心理冲突和心理挫折。③社会文化性应激源:包括战争动乱、家庭功能失调、经济困难、职业压力、角色改变、文化差异等。④环境性应激源:包括寒冷、炎热、噪声、空气污染、生活环境改变等。

2) 应对方式(coping strategies):应对(coping)又称应付,是个体对生活事件及因生活事件而出现的自身不稳定状态所采取的认知和行为措施。根据应对的指向性,可将其分为以下几种。①情感式应对:为解决自身情境反应的应对活动,指向的是应激反应,倾向于采用过度进食、用药、饮酒、远离应激源等行为回避或忽视应激源,来处理由应激所致的情感问题。②问题式应对:为直接解决事件或改变情境的应对活动,指向的是应激源,倾向于通过有计划地采取行动、寻求排除或改变应激源所致影响的方法,以处理导致应激的情境本身。

3) 应激反应(stress reaction):是指由应激源作用于个体后,为避免自身因应激源的威胁受到伤害,而引起的生理、情绪、认知和行为等方面的非特异性适应反应。

A. 病理生理反应:可表现为失眠或嗜睡、食欲下降或暴食、疲乏、头痛、气短、心律失常、血压升高、应激性溃疡等。

B. 情绪反应:主要表现为紧张、焦虑、抑郁、恐惧、无助等。

C. 认知反应:应激引起的认知反应包括积极和消极两方面。适度的应激水平可以引起积极的认知反应,如提高警觉性和注意力、思维活跃、表现积极、解决问题的能力增强。但如果应激水平较高或长期处于高应激状态,会导致消极的认知反应,包括注意力范围缩小、注意力和记忆力下降、思维缓慢、感知混乱、判断错误、分析和解决问题的能力降低等。同时,也可能影响个体的社会认知水平,导致自我评价能力降低。

D. 行为反应:行为是个体心理活动的外在表现。个体在压力的作用下,其行为会随着生理、心理活动的变化而相应改变。常见的行为反应有:①逃避与回避,如拖延、闭门不出、离家出走或辞职;②退化与依赖,如哭闹、退化到儿童的反应方式;③敌对与攻击,如毁物、争吵、冲动、伤人或自杀;④无助与自怜,如不采取可以采取的积极应对行动;⑤物质滥用,如吸烟、酗酒或吸毒。这些行为变化会影响个体的社会适应性。

应激的生理、心理和行为反应因人而异,并非每个人都会有上述所有应激反应,这些反应相互影响、相互作用、相互转化。

4) 应激与应对的量表测量法:主要包括应激源量表和应对方式量表两大类。

A. 应激源量表:常用的有社会再适应评定量表、生活事件量表、住院患者压力评定量表等。

B. 应对方式量表:主要为问卷方式,常用的有 Jalowiec 应对方式量表、简易应对方式问卷(表 2-9)、特质应对方式问卷、医学应对方式问卷(表 2-10)等。

表 2-9 简易应对方式问卷

遇到挫折打击时可能采取的态度和方法	不采取	偶尔采取	有时采取	经常采取
1. 通过工作、学习或一些其他活动解脱	0	1	2	3
2. 与人交谈,倾诉内心烦恼	0	1	2	3
3. 尽量看到事物好的一面	0	1	2	3
4. 改变自己的想法,重新发现生活中什么是重要的	0	1	2	3
5. 不把问题看得太严重	0	1	2	3
6. 坚持自己的立场,为自己想得到的而斗争	0	1	2	3
7. 找出几种不同解决问题的方法	0	1	2	3
8. 向亲戚朋友或同学寻求建议	0	1	2	3
9. 改变原来的一些做法或自己的一些问题	0	1	2	3
10. 借鉴他人处理类似困难情景的方法	0	1	2	3
11. 寻求业余爱好,积极参加文体活动	0	1	2	3
12. 尽量克制自己的失望、悔恨、悲伤和愤怒	0	1	2	3

续 表

遇到挫折打击时可能采取的态度和方法	不采取	偶尔采取	有时采取	经常采取
13. 试图休息或休假,暂时把问题(烦恼)抛开	0	1	2	3
14. 通过吸烟、喝酒、服药和吃东西来解除烦恼	0	1	2	3
15. 认为时间会改变现状,唯一要做的便是等待	0	1	2	3
16. 试图忘记整个事情	0	1	2	3
17. 依靠别人解决问题	0	1	2	3
18. 接受现实,因为没有其他办法	0	1	2	3
19. 幻想可能会发生某种奇迹改变现状	0	1	2	3
20. 自己安慰自己	0	1	2	3

表2-10 医学应对方式问卷

面对疾病时所采用的策略	选			项
1. 你在多大程度上希望自己参与作出各种治疗决定	非常希望	中等希望	有点希望	不希望
2. 你是否经常想与亲戚朋友谈论你的疾病	不想	有时想	经常想	总是想
3. 在讨论你的疾病的时候,你是否经常发现自己却在考虑别的事情	从不这样	有时这样	经常这样	总是这样
4. 你是否经常觉得自己要完全恢复健康是没有指望的	总是这样	经常这样	有时这样	从不这样

续表

面对疾病时所采用的策略	选	项		
5. 几个月来,你从医生、护士等懂行的人那里得到多少有关疾病的认识	极少	一些	较多	很多
6. 你是否经常觉得,因为疾病,自己对今后各方面的事不关心了	从不这样	有时这样	经常这样	总是这样
7. 你在多大程度上愿意与亲友谈别的事,因为你没有必要总是考虑疾病	极低程度	一定程度	相当程度	很大程度
8. 在多大程度上你的疾病使你以更积极的态度去考虑生活中的一些事	极低程度	一定程度	相当程度	很大程度
9. 当想到自己的疾病时,你是否会做些别的事情来分散自己的注意力	总是这样	经常这样	有时这样	从不这样
10. 你是否经常向医生询问,对于你的疾病该如何去做	总是这样	经常这样	有时这样	从不这样
11. 当亲戚朋友与你谈起你的疾病时,你是否经常试图转换话题	总是这样	经常这样	有时这样	从不这样
12. 近几个月,你从书本、杂志、报纸上了解多少有关你的疾病的信息	很多	较多	一些	极少
13. 你是否经常觉得自己要向疾病屈服了	总是这样	经常这样	有时这样	从不这样
14. 在多大程度上你想忘掉你的疾病	极低程度	一定程度	相当程度	很大程度
15. 关于疾病,你向医生提了多少问题	没有	一些	较多	很多
16. 遇到患有相同疾病的人,通常你会与他谈论多少有关疾病的细节	极少	一些	较多	很多

续表

面对疾病时所采用的策略	选			项
17. 你是否经常以看电影、电视等方式来分散自己对疾病的注意	从不这样	有时这样	经常这样	总是这样
18. 你是否经常觉得自己对疾病无能为力	总是这样	经常这样	有时这样	从不这样
19. 亲朋好友向你询问病情时,你是否经常与他谈许多病情细节	总是这样	经常这样	有时这样	从不这样
20. 对于你的疾病,你是否经常感到自己只能听天由命	从不这样	有时这样	经常这样	总是这样

(四)心理生理评估法

心理生理评估法是一种结合心理学和生理学的方法,用于评估个体的心理状态与生理反应之间的关系。这种评估通常涉及测量生理指标,如心率、血压、呼吸频率、皮肤电反应、血液中肾上腺皮质激素的浓度等,以了解个体在特定心理状态或情绪下的生理反应。其检测结果为心理评估提供客观资料。

心理评估的方法较多,各种方法均有其独特的优点,也有缺点或局限性。因此,在心理评估过程中,为了确保收集的资料更加完整、全面,评价结果更加科学、可信,评估者可以根据不同的评价目标和被评估者特点,综合运用多种不同的评估方法。

第四节 运动与心理

心理因素在老年糖尿病管理中扮演着重要角色,它是指影响个体心理状态、行为和情绪的各种内在和外在因素影响着个体的情绪、动机和自我效能感,进而影响疾病的管理和生活质量。运动与心理健康之间关系密切,研究表明,规律的身体活动不仅能够减轻焦虑和抑郁症状,还能增强自信心和改善睡眠质量。同时,积极的心理状态能够提高运动的主动性和坚持性,促进老年人更好地参与锻炼。因此,综合考虑心理因素和运动的关系,对于老年糖尿病患者的整体健康管理至关重要。

一、常见的影响老年糖尿病患者运动管理的心理因素

老年糖尿病患者的运动管理受到多种心理因素的影响,这些因素直接关系到患者的参与意愿和运动效果。理解这些心理因素对于制定有效的运动干预策略至关重要。常见的影响因素包括动机、自我效能感、情绪状态、社会支持、认知偏差、生活习惯和健康认知等。通过识别和应对这些心理障碍,可以帮助患者克服困难,积极参与运动,从而改善他们的健康状况和生活质量。

1. 动机　缺乏运动的内在动机可能导致患者不愿意参与锻炼,影响其运动频率和持续性。

2. 自我效能感　信心不足会使患者对自己的运动能力产生怀疑,进而影响他们的参与意愿。

3. 情绪状态　焦虑、抑郁和压力等负面情绪会降低患者的运动积极性,增加运动的心理负担。

4. 社会支持　缺乏来自家人、朋友或社区的支持,可能使患者在运动时感到孤独和无助,从而影响其参与度。

5. 认知偏差　运动效果的误解或负面思维(如认为运动无用或太困难)可能导致患者对运动的抵触。

6. 生活习惯　长期的生活方式和习惯可能导致患者对改变的抵触,难以适应新的运动计划。

7. 健康认知　对糖尿病及其管理的知识缺乏可能导致患者低估运动的重要性,从而影响其运动管理。

通过识别和理解这些心理因素,能够更好地制定针对老年糖尿病患者的运动管理策略,帮助他们克服心理障碍,从而积极参与运动。

二、调整心理状态对于老年糖尿病患者运动管理的作用

重视心理调适是提高老年糖尿病患者运动管理效果的关键环节。调整心理状态对于老年糖尿病患者的运动管理具有重要作用,主要体现在以下几个方面。

1. 增强运动动机　积极的心理状态可以提高患者的内在动机,使他们更愿意参与定期锻炼,从而更好地控制血糖水平。

2. 提高自我效能感　通过调整心理状态,能够增强患者对自身能力的信心,认为自己能够坚持运动并取得健康改善,从而积极参与运动。

3. 减轻焦虑和抑郁　良好的心理状态有助于降低焦虑和抑郁症状,促进情绪稳定,使患者在运动时能够更加放松和专注。

4. 改善社交互动　积极的心理状态可以促进患者与他人建立更好的社交关系,增加参与团体运动的机会,从而获得更多的支持和鼓励。

5. 提升运动效果　良好的心理状态有助于提高运动的愉悦感和满意度,增强运动的持续性和效果,最终促进整体健康。

因此,通过心理干预和支持,帮助老年糖尿病患者调整心理状态,能够显著改善他们的运动管理和健康结果。

三、常见的心理干预和支持技术

(一) 心理支持技术

心理支持技术是指一系列旨在提供情感、认知和社交支持的策略和方法,以帮助个体应对心理压力、改善心理健康和增强自我管理能力。这些技术通常用于促进心理适应、提高生活质量,在慢性疾病管理、心理健康和健康行为改变等领域中具有重要作用。

1. 心理支持技术的主要特点

(1) 增强自我效能感:帮助个体建立自信,认为自己能够成功应对挑战和实现目标。

(2) 情感支持:提供情感共鸣和理解,帮助个体感受到被支持和关心。

(3) 认知重构:通过引导个体重新审视和调整消极思维模式,促进积极的心理状态。

(4) 社交互动:鼓励个体参与社交活动,建立支持网络,从而提高社交支持感和归属感。

(5) 正念和放松技巧:引导个体练习正念冥想、深呼吸或放松练习,帮助减轻焦虑和压力。

(6) 个性化反馈:根据个体的需求和进展提供具体反馈,帮助他们认识到自己的进步和成就。在管理老年糖尿病患者的运动行为时,心理支持技术发挥着至关重要的作用。这些技术不仅能够帮助患者应对与疾病相关的情绪和心理挑战,还能增强他们的运动动机和自我管理能力。通过单独使用或综合应用这些技术,老年糖尿病患者能够在情感和认知上得到支持,从而更积极地参与到运动管理中。这些技术的结合应用,能够显著改善老年糖尿病患者的健康状况,提升生活质量。

2. 心理支持技术及其在糖尿病运动管理中的应用

(1) 动机访谈:动机访谈是一种以患者为中心的沟通技巧,旨在增强个体的内在动机和自我效能感。通过与老年糖尿病患者进行开放式对话,治疗师能够帮助他们探索内心的动机和潜在的障碍。这种方法能够激发患者对运动的兴趣,引导他们设定个人目标,增强运动参与的意愿,进而改善糖尿病的管理效果。

(2) 正念冥想:正念冥想是一种让个体专注于当下体验的练习,旨在提升自我觉察和情绪调节能力。老年糖尿病患者通过正念冥想,可以有效减轻对运动的焦虑和压力,增强对身体感受的觉察。通过这种方法,患者能够更好地享受运动过程,提升锻炼的持续性,从而促进血糖的稳定管理。

(3) 社交支持网络:社交支持网络由朋友、家人和社区成员组成,能够为个体提供情感上的支持和实质帮助。老年糖尿病患者通过参与运动小组或社区活动,可以建立良好的社交联系,获得鼓励和支持。这种社交互动不仅增强了他们的运动动机,还促进了健康行为的持续性,有助于改善糖尿病管理。

(4) 目标设定:目标设定是一种帮助个体制定具体、可实现目标的策略。通过使用 SMART 原则[具体性(specific,S)、可衡量性(measurable,M)、可实现性(achievable,A)、相关性(relevant,R)、时限性(time-bound,T)],老年糖尿病患者能够清晰地设定自己的运动计划。这样的目标设定不仅能增强他们的自我效能感,还能激励患者在日常生活中持续参与运动,从而更有效地管理血糖水平。

(5)情绪表达:情绪表达技术鼓励个体通过写作、艺术或他人交流来表达和处理情感。对于老年糖尿病患者,这种技术能够帮助他们减轻由于疾病带来的焦虑和压力。通过情绪宣泄,患者能够更好地理解自己的感受,提升对运动的接受度和参与感,从而改善运动管理效果。

(6)正向强化:正向强化是一种利用奖励或积极反馈来激励个体坚持健康行为的技术。老年糖尿病患者可以通过设定小奖励来激励自己参与运动。这样的激励机制能够增强他们的参与感和成就感,促使他们更积极地进行运动,从而改善血糖控制和整体健康状况。

(7)放松技巧:放松技巧如深呼吸和渐进性肌肉放松,旨在减轻身体和心理的紧张感。对于老年糖尿病患者,这些技巧能够帮助他们在运动前保持放松状态,减轻运动时的焦虑感。通过这种方法,患者能够更享受运动过程,从而提升运动的频率和质量,促进更好的糖尿病管理。

(8)心理教育:心理教育是向个体传递有关心理健康和疾病管理知识的过程。通过向老年糖尿病患者提供关于糖尿病和运动管理的教育,他们能够更好地理解健康行为的重要性,能够增强自我管理能力,更积极地参与运动,从而改善整体健康状况。

(二)心理干预技术

心理干预和心理支持技术旨在改善个体心理健康和福祉,但在定义、目标和实施方式上有所区别。心理干预是指一系列系统化、结构化的治疗方法,通常由专业心理健康从业者实施,旨在治疗心理障碍或情绪问题。心理干预的目标是帮助个体应对心理困扰、提高自我意识、改善人际关系,并促进个体的整体心理健康。而心理支持技术则更加灵活,强调情感支持和自我管理能力,通常可以由任何人提供,不一定需要专业资格。虽然两者都旨在提升心理健康并帮助人们应对困扰,心理干预更侧重于正式的治疗过程,而心理支持技术则可以在日常生活中广泛应用,二者相辅相成,共同帮助个体更有效地应对心理挑战。

1. 心理干预的主要特点

(1) 多样性:心理干预方法包括认知行为疗法、接纳承诺疗法(MI)、家庭治疗等多种形式,适用于不同的心理健康问题和人群。

(2) 个体化:干预方法通常根据个体的需求和情况进行调整,以确保其有效性。

(3) 目标导向:心理干预旨在实现特定的心理健康目标,如减轻焦虑、改善情绪、增强自我管理能力等。

(4) 专业指导:干预通常由经过专业培训的心理健康从业者实施,以确保方法的科学性和有效性。

(5) 支持与理解:心理干预提供一个安全的环境,使个体能够自由表达情感、讨论困扰,并获得专业的支持和建议。

2. 老年糖尿病患者运动管理的心理干预方法

(1) 认知行为疗法:认知行为疗法(cognitive behavioral therapy,CBT)是一种广泛应用的心理治疗方法,旨在通过改变个体的思维模式和行为来改善情绪和心理健康。以下是 CBT 的核心要素和特点。

1) 认知:指个体对自己、他人和环境的思维和信念。CBT 认为,负面的思维模式会导致不良情绪和行为。

2) 行为:包括个体的反应和行为方式。CBT 强调通过改变不适应的行为来改善心理状态。

3)情绪:情绪是认知和行为的结果。CBT 帮助个体识别情绪背后的思维和行为,促进积极情绪的产生。

CBT 目前被广泛应用于各种心理健康问题,包括焦虑、抑郁和压力管理等。近年来,CBT 在糖尿病患者群体中的应用也逐渐增多,研究表明它能够有效改善患者的心理健康,增强自我管理能力,促进健康行为的改变,如运动和饮食控制。通过识别和挑战负面思维,CBT 帮助糖尿病患者更好地应对疾病带来的情绪困扰,提高治疗依从性和生活质量。因此,CBT 作为一种心理干预手段,正日益被认可为糖尿病管理的重要组成部分。

4)认知行为疗法的作用:

A. 改变负面思维:CBT 帮助患者识别和挑战对运动的消极信念,例如"我年纪大了,无法锻炼"。通过改变这些思维,患者可以更积极地看待运动。

B. 提高动机:CBT 通过设定具体的运动目标和奖励机制,增强患者的内在动机,鼓励他们参与运动并保持一致。

C. 处理情绪问题:老年糖尿病患者可能面临焦虑和抑郁等问题,CBT 能够帮助他们管理这些情绪,从而降低这些情绪对运动参与的负面影响。

D. 增强自我效能感:CBT 强调自我监控和反馈,帮助患者追踪运动进展,增强其对自身能力的信心。

E. 个体化干预:CBT 可以根据患者的具体需求和情况进行调整,确保干预的个体化和有效性。

(2)情绪 ABC 理论:情绪 ABC 理论是一种心理学模型,旨在帮助人们理解情绪反应的形成过程。该理论由心理学家阿尔伯特·艾利斯(Albert Ellis)提出,强调情绪、信念和行为之间的关系。具体内容如下。

1) 诱因(antecedent，A)：诱因是指引发情绪反应的事件、情境或刺激。例如，看到别人锻炼可能会引发某种情绪反应。

2) 信念(belief，B)：信念是个体对诱因的解释和看法，包含了对自身能力、他人和环境的看法。这些信念可以是合理的，也可以是非理性的。例如，患者可能认为"我已经太老，无法锻炼"，这会影响他们的情绪。

3) 后果(consequence，C)：后果是指由情绪和信念引发的情感反应和行为表现。消极信念可能导致负面情绪，如沮丧或焦虑，进而影响行为选择，例如不愿参与运动。

情绪 ABC 理论(ABC 模型)在心理健康领域的应用逐渐受到重视，尤其在心理治疗、教育与培训、企业职场、自我帮助和特殊群体等方面。该模型被广泛用于心理治疗中，帮助个体识别和调整负面思维，改善情绪反应，尤其在焦虑和抑郁症的治疗中取得了良好效果。此外，许多心理健康教育项目将 ABC 模型纳入课程，帮助学生和专业人士学习情绪调节和应对策略。在职场中，该模型也被用于员工心理健康和压力管理培训，促进正向情绪和提高工作效率。越来越多的自我帮助书籍和在线资源采用 ABC 模型，指导个体在日常生活中进行情绪管理。同时，该理论也被应用于老年人、青少年和慢性病患者等特殊群体，帮助他们增强自我管理能力。总体地看，情绪 ABC 理论的应用正日益扩展，成为促进个体情绪管理和心理韧性的重要工具。

情绪 ABC 干预法被认为也非常适合用于老年糖尿病患者的运动管理。该方法基于认知行为理论，强调情绪(emotion)、信念(belief)和后果(consequence)之间的关系，具体作用如下。①识别情绪：老年糖尿病患者常面临焦虑、抑郁等情绪问题。ABC 干预法帮助患者识别这些情绪及其来源，从而更好地理解对运动的影响。②挑战负面信念:该方法促使患者审视和挑战对运动的消极信念,例如"我年纪大了,无法锻炼"。通过调整信念,患者可以更积极地看待运动。③促进积极后果:通过改变情绪和信念,患者可以体验到参与运动带来的积极结果,如改善健康、增加能量和提升心理状态,从而增强运动的动机。④增强自我管理:情绪 ABC 干预法可以帮助患者提高自我意识和情绪调节能力,进而更有效地进行糖尿病自我管理。

因此,情绪 ABC 干预法在改善老年糖尿病患者的运动参与度和整体心理健康方面具有良好的应用效果。

(3)接纳承诺疗法:接纳承诺疗法(acceptance and commitment therapy,ACT)是一种以心理灵活性为核心的心理治疗方法,旨在帮助个体接纳内心的情绪和思维,同时明确个人的价值方向并采取行动。ACT 结合了认知行为疗法的元素,但更加注重接受和承诺的过程。

接纳承诺疗法主要包括以下 6 个核心概念。

1)接纳:鼓励个体接受自己的情绪和思维,而不是试图控制或消除它们。这种接纳态度有助于减轻心理痛苦。

2)认知解离:帮助个体与自己的思维区分开,观察这些思维而不是被它们所控制,从而减少负面思维对行为的影响。

3)关注当下:强调活在当下,提升个体对当前体验的觉察,促进积极的情绪和行为。

4)以己为景:帮助个体认识到自己的思维和情感只是经历中的一部分,强调自我身份与这些经历的区别,从而增强心理灵活性。

5)澄清价值:引导个体识别和明确自己的核心价值,以此为基础制定生活目标和行动计划。

6)承诺行动:鼓励个体根据自己的价值方向采取具体行

动,提升自我效能感和生活满意度。

在糖尿病群体中,接纳承诺疗法的应用现状显示出积极的成果和潜力。研究表明,ACT能够帮助糖尿病患者更有效地管理与疾病相关的情绪和心理压力,促进他们的自我管理和生活质量。通过接纳和认知解离的技术,患者能够更好地应对焦虑和抑郁,从而减轻心理负担。此外,ACT鼓励患者明确个人价值观并制定健康目标,促进在饮食、运动和药物遵从性方面的积极行为改变。多项研究还发现,ACT增强了患者的心理灵活性,使他们更能适应治疗过程中的变化,从而提升整体健康和生活质量。总体而言,接纳承诺疗法在糖尿病管理中的应用展现出良好效果,未来有望成为糖尿病治疗的重要组成部分。

(4)身心干预:身心干预(mind-body intervention)是一种整合心理和身体方法的治疗方式,旨在通过促进心理健康和身体健康之间的相互作用来改善整体健康。这种干预强调心理状态对身体健康的影响,以及身体活动对心理状态的影响。常见的身心干预方法如下。

1)瑜伽:结合身体姿势、呼吸控制和冥想,促进身体灵活性和心理平静。

2)冥想:通过专注和意识训练,帮助个体降低压力,改善情绪。

3)太极拳:是一种温和的武术形式,通过缓慢的动作和深呼吸,增强身体平衡和力量。

4)生物反馈:通过监测生理信号,帮助个体学习控制身体的反应,改善健康状况。

既往研究显示,身心干预已在多个领域得到了广泛应用,尤其是在心理健康管理、疼痛管理和慢性疾病管理中。研究表明,身心干预,如瑜伽和冥想,能够有效降低焦虑和抑郁症状,提高心理韧性,并改善慢性疼痛的应对能力。此外,这些干预方法还帮助糖尿病、高血压等慢性病患者改善自我管理能力和生活质量。文献回顾显示,身心干预能够增强免疫功能,促进身体的自我修复能力,并在康复领域提高运动恢复效果,特别适合老年人和术后患者。

因此,身心干预对老年糖尿病患者的运动促进具有多方面的适用性,主要体现如下:①降低心理障碍:身心干预,如冥想和瑜伽,能够帮助老年患者减轻焦虑和抑郁情绪,从而降低运动参与的心理障碍。这些方法有助于提高患者的自信心,使他们更愿意尝试和坚持运动。②提高身体意识:通过身心干预,患者能够增强对自己身体的感知,了解自己的运动能力和局限性。这种自我意识有助于制定合理的运动计划,选择合适的锻炼方式,避免受伤。③增强社交支持:参与团体身心干预活动,如打太极或瑜伽课程,可以促进老年患者之间的社交互动,增强社会支持。这种支持不仅提高了运动的乐趣,还有助于建立持久的锻炼习惯。④改善身体功能:身心干预通常包括温和的运动形式,有助于改善老年患者的平衡、灵活性和力量。这些身体功能的改善直接促进了运动能力,使患者更容易进行日常活动和锻炼。⑤促进整体健康:过综合改善心理和身体健康,身心干预能够帮助老年糖尿病患者更好地管理血糖水平和整体健康,增强生活质量。

(5)家庭治疗:家庭治疗是一种心理治疗方法,旨在通过改善家庭成员之间的沟通和关系,解决家庭系统内的冲突和问题。其核心理念是,个体的心理健康和行为往往受到家庭动态的影响,因此,治疗不仅关注个体,还重视家庭作为一个整体。

1) 家庭治疗的主要特点:

A. 系统观点:家庭治疗认为,个体问题是家庭系统中互动模式的反映,因此治疗关注家庭整体而非单一成员。

B. 沟通与互动:治疗过程中,强调家庭成员之间的沟通和互动,通过不断改善来解决问题。

C. 解决问题:通过识别和改变负面互动模式,帮助家庭成员共同面对和解决困扰他们的问题。

D. 多样化方法:家庭治疗有多种形式,如结构性家庭治疗、策略性家庭治疗、叙事治疗等,治疗方法根据家庭的具体情况不断进行调整。

E. 目标导向:治疗通常会设定具体的目标,帮助家庭成员识别和实现改善关系和解决冲突的策略。

家庭治疗对老年糖尿病患者的运动管理具有重要意义,因为它通过增强家庭成员之间的沟通与支持,促进患者的积极参与和坚持锻炼。家庭成员的鼓励和共同锻炼不仅能够提升患者的运动动机,还能创造安全的运动环境,减少运动过程中的风险。此外,家庭治疗帮助患者设定可实现的运动目标,并提供情感支持,有助于应对运动中的挑战和挫折。通过改善家庭动态,患者能够在一个充满理解和支持的氛围中,更有效地管理自己的健康,从而提高生活质量。

2) 家庭治疗的方法:

A. 家庭支持系统:通过动员家庭成员参与患者的运动计划,提供情感支持和鼓励,从而增强患者的动力和坚持度。此外,制定家庭一起参与的锻炼活动,如散步、游泳或园艺等,不仅增加了身体活动量,还促进了家庭成员之间的社交互动,营造了更健康的生活氛围。

B. 环境优化：旨在帮助患者在家中或社区创造安全的运动环境，从而减少跌倒和受伤的风险。通过提供适合老年人的运动器材和资源，如步行辅助工具、健身视频或应用程序，患者可以在安全的条件下进行锻炼，提升运动的积极性和有效性。

C. 教育与培训：为家庭成员提供糖尿病管理和运动知识的关键环节，帮助他们理解病情和运动的重要性。通过技能培训，家庭成员可以学习协助患者进行安全有效的锻炼，从而增强他们的自信心和能力，支持患者的健康管理。

D. 目标设定与反馈：包括与患者共同制定可实现的运动目标，确保这些目标符合患者的能力和兴趣。家庭成员可以定期帮助患者记录运动进展，提供积极反馈和调整建议，增强患者的成就感和自我管理能力，鼓励他们持续参与运动。

E. 心理支持：通过倾听和理解，家人能够为患者提供情感支持，帮助他们应对运动中的困难和挑战。鼓励家庭成员共同面对运动管理中的问题，能够增强家庭凝聚力，提升患者的心理韧性，使其更容易克服障碍。

F. 持续关注与评估：通过鼓励家庭成员定期评估患者的运动情况和健康状况，以便及时调整运动计划。与医疗团队保持沟通，确保家庭成员了解患者的健康需求和治疗方案，有助于实现更好的糖尿病管理效果，促进患者的整体健康。

第五节　心肺功能评估

一、心率评估

在制定运动治疗处方时，应注明运动治疗中允许达到的最大心率（maximum heart rate，HRmax）和应该达到的适宜心率即靶心率（target heart rate，THR）。

运动中心率随运动强度的增加而升高，当运动强度增加到一定水平，心率不再随运动强度增加，达到稳定状态，称为最大心率。在运动强度设定中，常使用最大心率这个指标，有条件时可以通过运动负荷试验直接测得最大心率，当条件不允许时也可使用公式推测：最大心率＝207－0.7×年龄，此公式适用于老年糖尿病患者。根据运动治疗中所选择的最高心率，可以将运动治疗量分为大、中、小3种。大运动量相当于最大心率的80％以上，中运动量相当于最大心率的70％，小运动量相当于最大心率的60％。

靶心率的确定最好通过运动试验获得，即取运动试验中最大心率的60％～80％作为靶心率，开始时宜用低运动强度进行运动，适应后逐步增加值高限。如无条件做运动试验，靶心率可通过以下公式获得：靶心率＝［220－年龄（岁）］×（60％～80％），或靶心率＝（最高心率－安静心率）×（60％～80％）＋安静心率。老年人运动后最适宜心率＝170－年龄，如一位60岁的老年人，参加有氧运动时，心率宜控制在170－60＝110次/分；体质较弱，为了安全起见，可以选择心率控制在(170－60)×0.9水平，但应注意在实施中根据当时的自身健康状态、环境、季节及心情灵活运用。

二、运动耐量测试

心肺运动试验（cardiopulmonary exercise testing，CPET）是指在逐渐递增的运动负荷下，通过测定人体从静息状态到运动至最大用力状态，以及再恢复到静息状态过程中的气体代谢、心率、血压、血氧饱和度、心电图等一系列指标变化，并记录患者测试过程中出现的相应症状，客观反映不同负荷水平下发生的生理病理变化及功能受损程度，从而综合评价心肺等器官系统整体功能和储备能力的一种检查方法。对于老年糖尿病患者在运动前，排除禁忌证后进行心肺运动试验检测，以便就运动类型和强度提出个性化建议，保证运动安全和运动效果。

心肺运动试验通常采用踏车运动试验或运动平板测试方案，对于老年受试者及有关节损伤的受试者踏车更为安全。反应心肺运动耐量的主要指标包括：HRmax、峰值摄氧量（peakVO$_2$）、无氧阈（AT）、最大氧脉搏（peakVO$_2$/HR）、代谢当量（metabolic equivalent，MET）等。同时心肺运动试验还可检测出运动相关不良反应，如缺血、缺氧、心律失常、血压改变等，评估患者的疾病危险分层，是准确、安全制定心脏康复运动处方的重要依据。

踏车运动试验一般选用 Ramp 方案，目前临床最常使用的方案是用踏车进行症状限制性递增运动试验；平板运动试验一般选用 Bruce 方案或 Bruce 改良方案。改良 Bruce 方案以增加速度和坡度来增加运动强度，全程共有 9 级，低强度适用于体质较弱的老年糖尿病患者。

三、呼吸评估

成人静息状态下呼吸频率波动范围 16～20 次/分，节律规则，呼吸运动均匀无声且不费力。通常呼吸与脉搏的比例为 1∶4。老年人呼吸频率稍慢，同龄女性比男性稍快，活动和情绪激动时增快，休息和睡眠时较慢。心肺耐力的客观测量指标是最大摄氧量（maximal oxygen up take，VO$_2$max），是指人体在进行有大量肌肉群参加的长时间剧烈运动中，当心肺功能和肌肉利用氧的能力达到本人极限水平时,单位时间内(通常以每分钟为计算单位)所能摄取(利用)的氧量,通常用最大摄氧量来描述有慢性疾病和健康问题人群的心肺耐力。机体耗氧量,是以运动时耗氧量占机体最大耗氧量的百分数(%VO_2max)为指标。运动治疗的耗氧量一般占最大耗氧量的40%~50%,大强度运动耗氧量约为最大耗氧量的70%,中强度的运动量为50%~60%,小强度约为40%。

四、血氧饱和度评估

血氧饱和度分为指脉氧饱和度(saturation of peripheral oxygen,SpO_2)及动脉血氧饱和度(oxygen saturation,SaO_2)。居家常用指夹式脉搏血氧仪,通过四肢末端监测血氧饱和度,为一种连续无损伤的血氧饱和度测量仪器,具有方便、小巧、便于携带、易操作等优点。老年人指脉氧饱和度正常值≥95%。暂时性的运动会使血氧含量降低,但是也在正常范围内,运动能促进血液循环并提高氧气水平。需要特别注意的是,老年糖尿病患者由于血液中的含氧量不足,携氧能力下降可能导致低氧的情况,在进行运动时应以中低强度的舒缓运动为主。

五、6分钟步行试验

6分钟步行试验(6MWT)是一种无创安全、简单易行、耐受性好、更能精确反映日常生活活动的评估手段,对于老年人是反映患者日常生活能力的最佳指标。6分钟步行试验要求受试者在6分钟尽可能走更远的距离,运动区域建议使用30米长,最好在室内进行,选择一条长度30米且少有人经过的平直走廊,可每隔3米做一个标记。两端的折返点可用圆锥体(如橙色圆锥体)标记。在测试过程中允许受试者休息,但计时不会停止。测量指标有每分钟的心率,运动前后血压和血氧高饱和度,行走的距离越长,说明体力活动能力越好。针对老年人群的6分钟步行试验心肺功能或运动耐力评价建议为:6分钟步行距离(6 MWD)<150米为重度异常,150~300米为中度异常,301~450米为轻度异常,>450米为正常。

六、屏气试验

屏气试验又称憋气试验,是指先令患者做数次深呼吸,然后深吸一口气,立即屏住呼吸,检测人员记录屏气的时间,正常者可持续30秒以上,而呼吸、循环功能代偿差者其屏气时间一般少于30秒,如果屏气时间短于20秒,可认为心肺功能异常(表2-11)。

表2-11 屏气试验

项目	指标	心肺储备功能
屏气试验	>30秒	正常
	<30秒	下降
	<20秒	低下

第六节 代谢指标评估

一、糖代谢评估

(一)关注血糖水平

血糖水平<3.9 mmol/L是进行高强度运动的禁忌证;若空

腹血糖≥14 mmol/L,且出现酮体或酮症,应避免运动;血糖＞16.7 mmol/L虽未出现酮体,无论是否合并酮症应谨慎运动。1型糖尿病运动前的血糖浓度应为7～10 mmol/L,2型糖尿病运动前的血糖浓度应为5～13.9 mmol/L。如运动前血糖≤5.6 mmol/L,糖尿病患者运动前中后若血糖≤5.6 mmol/L,可以立即补充1～2份碳水化合物。

(二) 注意血糖监测

血糖监测是了解运动期间和运动之后血糖水平的最佳管理手段。持续葡萄糖监测(continuous glucose monitoring, CGM)可以提供包括警报在内的数据,以告知患者是否需要增加热量补充,特别是碳水化合物摄入,以保持最佳葡萄糖水平。对于不使用持续葡萄糖监测的患者,应根据需要进行毛细血管血糖检测,建议首次运动或运动强度提升时每30分钟进行1次手指毛细血管血糖检测,并基于此制定运动处方前中后的调整决策。血糖监测是糖尿病患者运动管理的重要内容,血糖监测结果可以反映糖尿病患者糖代谢紊乱的程度,用于制定合理的降糖方案,评价降糖治疗效果,指导调整治疗方案。自我血糖监测(self-monitoring of blood glucose, SMBG)是血糖监测的基本形式,可以帮助糖尿病患者在运动前、运动期间以及运动后更好地了解自己的血糖控制状态,为其提供一种积极参与糖尿病管理、按需调整行为及药物干预的手段。

(三) 注意药物与运动的相互影响

服用胰岛素促分泌剂(磺脲类和格列奈类)的患者,运动中需要关注低血糖相关症状,或在医生指导下在运动当日酌情减少用量;胰岛素治疗患者额外使用胰岛素和(或)较大强度运动后进行整理运动可以降低运动后高血糖,需警惕血糖正常或血糖升高的糖尿病酮症酸中毒;口服钠-葡萄糖共转运蛋白 2 抑制剂的糖尿病患者应及时补水,并加强血糖和酮体监测。

(四) 运动结束后可适当补充能量

可适量食用低血糖生成指数(GI)的食物,如麦片、水果、干果等(表 2-12)。

表 2-12 运动结束后可补充的能量

运动强度及实例	运动前血糖水平(mmol/L)		
	4.5～5.5	5.6～10	10.1～16.6
低 <30 分钟散步、慢走或骑自行车	1 份水果或 1 份主食	—	—
中 约 1 小时游泳、骑自行车、打高尔夫球	半个面包加 1 杯牛奶或 1 份水果	1 份水果或 1 份主食	—
强 1～2 小时足球、篮球、游泳比赛	1 个包子加 1 杯牛奶或 1 份水果	1 个包子加 1 杯牛奶或 1 份水果	1 份水果或 1 份主食

二、脂代谢评估

糖尿病合并血脂异常及心脑血管病变的比例要明显高于正常人,运动有利于调节血脂。老年糖尿病血糖异常应该先控制血糖,血糖正常后复查血脂,如仍异常应该在医生的指导下选用他汀类降血脂药物治疗。老年糖尿病合并脂代谢异常运动应注意以下事项。

1. 注意药物副作用　服用他汀类降脂药物可导致肌肉损伤,如出现肌肉无力和酸痛。如果服用药物期间,在运动时出现异常或持续性肌肉酸痛,应及时咨询医生。

2. **特殊患者需要额外评估** 对合并心血管病中高危风险的患者,在开始运动前应进行心血管疾病风险评估和运动测试(如6分钟步行试验、心肺运动测试等),并根据测试结果确定运动方案。

第七节 并发症评估

一、糖尿病周围神经病变

糖尿病周围神经病变(diabetes peripheral neuropathy,DPN)是一种以神经性疼痛、感觉异常、感觉迟钝和双侧肢体麻木为主要临床特征的周围神经病变。对于新诊断的老年DPN患者进行的评估内容包括详细病史、症状询问及5项物理检查(踝反射、振动觉、10克单丝压力觉、针刺痛觉、温度觉),此后每年进行筛查并进行10克尼龙丝测试,以早期识别足溃疡和截肢风险。也可通过神经功能评分系统、神经传导检查(NCS)、定量感觉测试(QST)、皮肤交感反应测定、电流感知阈值检测(CPT)等方法进行辅助评估。

二、糖尿病足溃疡

糖尿病足溃疡(diabetic foot ulcer,DFU)主要是由于高血糖引起的神经病变和血管病变导致足部皮肤破损和溃疡。可用Wagnar分级、Texas分级、PEDIS分类分级、SINBAD分类等病情评估系统对DFU的严重程度进行分级。糖尿病足的评估内容包括全身评估(年龄与血糖管理、病程、原发病与并发症、营养状况等)、评估与糖尿病足相关的危险因素(感染、周围血管病变和周围神经病变)、足部皮肤检查、血管检查、神经肌肉及骨骼系统检查。伤口创面评估可通过伤口量表、伤口评估三角工具进行。

三、外周动脉疾病

外周动脉疾病(peripheral artery disease，PAD)是由动脉中脂肪斑块积聚引起的动脉狭窄或阻塞,以下肢闭塞性动脉疾病为特征。糖尿病是PAD的主要危险因素,糖尿病周围血管病变(diabetic peripheral arterial disease，DPAD)在糖尿病患者中,下肢动脉尤其是远端动脉,如足背动脉,最易受累。足部完好的DPAD患者评估内容包括采集病史、触诊外周动脉(足背动脉和胫后动脉)搏动和测量踝肱血压指数(ABI)。可通过间歇性跛行问卷评分表、下肢综合查体(全血管检查、ABI及动脉彩色多普勒超声检查)进行DPAD评估与筛查。

四、糖尿病肾病

糖尿病肾病(diabetic kidney disease，DKD)是指由糖尿病导致的肾脏损害,主要表现为估算肾小球滤过率(estimated glomerular filtration rate，eGFR)下降或尿白蛋白排泄率升高或两者均有。老年糖尿病患者通过筛查尿白蛋白/尿肌酐比值(urine albumin/creatinine ratio，UACR)和血肌酐(计算eGFR),同时采用UACR和eGFR进行评估,随机尿检测UACR是最为简便的筛查方法。在管理DKD的过程中,除了关注DKD本身,对DKD的预后评估同样至关重要。预后评估主要涵盖心血管疾病（cardiovascular disease，CVD）风险评估、终末期肾病风险评估、死亡风险评估3个方面。患者不建议常规行肾脏穿刺活检。

五、糖尿病眼科并发症

由于糖尿病患者的全身代谢水平都出现了异常，因此眼睛中的多个部位都有可能受到其影响，最后导致产生包括糖尿病视网膜病变（diabetic retinopathy，DR）、糖尿病黄斑水肿（diabetic macular edema，DME）、糖尿病性白内障、新生血管性青光眼（neovascular glaucoma，NVG）以及相关的玻璃体积血和牵拉性视网膜脱离等并发症。定期进行眼科检查是评估这些糖尿病相关眼科并发症的主要方法，可通过视力及眼压检查、散瞳后眼底照相、眼部超声检查、光学相干断层扫描（OCT）、荧光素眼底血管造影（FFA）等进行诊断与分级评估。建议老年糖尿病患者首次确诊时常规进行完善的眼科检查；如无DR或为轻度NPDR，应每年复查1次，如为中度NPDR建议每6个月复查1次，重度NPDR和PDR每3个月复查1次；糖尿病性白内障则可以每半年复查1次至患者自觉生活被严重影响从而行手术治疗；而若是发现DME、NGV、玻璃体积血以及TRD，则应立即开始治疗。若是患者在复查间隔中自觉出现明显的视力下降、眼前暗影、视物变形、视物遮挡、眼闪光感、眼前黑影飘动等症状，应立即前往眼科医生处就诊避免错过最佳诊疗时间。

附：从眼科角度对糖尿病患者提出的运动建议

运动能够增强胰岛素的敏感性，帮助血糖更稳定，减少高血糖对眼部微血管的长期损害；同时可以增强全身血液循环，有助于维持眼部微血管健康；并且运动还能减少炎症因子和氧化应激反应。以上几种因素可以从根源上延缓糖尿病眼科相关并发症的发生，保护眼睛视力健康。

在运动前确保患者没有严重的DR（如PDR），因为剧烈运动可能增加视网膜出血、玻璃体积血的风险。要避免高冲击运动，如果已经出现眼部并发症，应该避免可能增加眼压或视网膜受损风险的运动（如举重、蹦跳等剧烈运动）。

第八节　运动能力评估

一、肌力评估

肌力是指肌肉运动时的最大收缩力。肌力评估可有助于了解肌肉的健康状况。评估方法如下。

1. 握力测试　使用握力计测量握力，这是评估整体肌力的简单方法。老年糖尿病患者可以尝试握住握力计，并尽力握紧，测量结果可以反映上肢肌肉力量。老年人的握力临界值为：女性18千克，男性27千克，握力低于正常范围可能表明肌肉力量不足。

2. 力量测试　可以通过坐立测试（从椅子上站起来再坐下）来评估腿部力量。记录在30秒内可以完成的次数，或者使用负重腿部伸展器械进行测量。

二、疼痛评估

疼痛评估是了解身体是否有疼痛，以及疼痛的程度，可帮助制定避免疼痛或减轻疼痛的运动计划。

1. 自我评估　注意在运动或日常活动中是否感到关节或肌肉疼痛；记录疼痛的部位、时间和强度。

2. 临床评估　医护人员可能会使用视觉模拟量表（VAS）、数字评分量表（NRS）、痛尺评估法让老年糖尿病患者给出疼痛的评分或程度。

三、平衡功能评估

平衡指身体所处一种姿态以及在运动或受到外力作用时能自动调整并维持姿势的一种能力。评估方法及内容如下。

1. 单脚站立测试　患者在没有支撑的情况下单脚站立，测量能够保持平衡的时间。右脚和左脚都要测试并比较结果。

2. 起立-行走测试（TUG）　患者从椅子上站起，走3米后返回坐下，记录完成时间。时间越短，平衡功能越好。

3. 量表评估　临床工作者可能会使用平衡综合评估常用量表，如Berg平衡量表、Tinetti步态和平衡量表、Fugl-Meyer平衡功能评定量表对平衡能力进行评估。

四、步态分析

步态曲线是指步行时的运动模式和步态特征，观察走路的方式，包括步幅、步速和整体的行走模式。评估内容如下。

1. 步速测量　记录在固定距离内行走的时间，计算步速（步/分钟）。

2. 步幅测量　测量每一步的长度，步幅较小可能表明步态不稳定。

3. 步态分析　观察行走时的姿势，是否有拖步、跛行或其他异常步态。

4. 医生或物理治疗师观察　可能会使用通过传统三维步态设备（如步态分析仪、测力平台、动态肌电仪）、可穿戴式步态分析设备（如力传感器、加速度计）等评估步态。

五、跌倒风险评估

跌倒风险评估是评估发生跌倒的可能性，老年糖尿病患者跌倒风险高发，评估跌倒风险有助于采取预防措施。评估内容如下。

1. 自我评估　①是否有跌倒的经历及跌倒的原因和次数。②检查家中环境，是否存在跌倒隐患，如地面不平、光线不足、杂物堆积等。

2. 临床评估　①结合平衡功能和步态评估结果，综合判断跌倒风险。②临床工作者可能会通过跌倒风险自评问卷（self-rated fall risk questionnaire，self-rated FRQ）、居家危险因素评估工具和跌倒效能量表-国际版（FES-I）等问卷量表进行评估。

第九节　疼痛评估

在老年糖尿病患者的运动过程中，疼痛的评估与管理是确保运动安全和效果的重要环节。及时的干预与适当的运动调整能够确保患者的运动安全，并促进他们的健康恢复。

一、疼痛评估

对于老年糖尿病患者，疼痛的评估通常通过自我报告和标准化评估工具进行。例如,常用的疼痛评估工具包括视觉模拟量表(VAS)和数字评分量表(NRS),这些工具可以帮助患者量化疼痛的强度。此外,糖尿病患者还需要特别关注由神经病变引起的疼痛(如糖尿病神经病变),这类疼痛常表现为麻木、刺痛或灼痛感,且往往难以通过常规的疼痛评估工具进行准确评估,需要及时前往医院或糖尿病足专科门诊就诊治疗。

二、疼痛管理策略

1. 运动方式调整　如果患者在某些运动中感到疼痛,应及时调整运动方式和强度。例如,低冲击的运动(如游泳、骑自行车或快走)比高冲击的运动更适合糖尿病患者,减少关节和肌肉的负担,从而有效避免疼痛加剧。

2. 热敷和冷敷　运动后可采用热敷或冷敷缓解疼痛。热敷有助于放松紧张的肌肉,而冷敷则有助于减轻局部的炎症和肿胀。

3. 药物管理　对于长期存在的疼痛,及时就诊,遵从医嘱进行服药治疗。

三、疼痛的预防与早期干预

通过定期监测患者的运动状态、及时调整运动计划,以及进行疼痛管理教育,能够有效减少因运动引起的伤害和疼痛。

第三章

运动处方

第一节 运动处方的概念

运动处方(exercise prescription)一词早在20世纪50年代由美国生理学家彼得·卡尔波维奇(Peter Karpovic)提出,1969年世界卫生组织(WHO)正式采用这一术语。2018年第10版《ACSM运动测试与运动处方指南》以运动频率(frequency, F)、运动强度(intensity,I)、运动时间(time,T)、运动方式(type,T)、运动总量(volume,V)及运动进阶(progression,P)6个核心要素(FITT-VP)为基石,将运动处方定义为:"运动处方包括运动频率、运动强度、运动时间、运动方式、运动总量及运动进阶等要素,是为不同年龄、不同体适能水平以及存在或不存在冠心病危险因素或冠心病的人群制定的,用于促进健康及防治慢病的运动锻炼指导方案。"国内较早推广运动处方的是《运动医学》,编写组指出运动处方是"用处方的形式规定体疗患者和健身活动参加者练习内容和锻炼量的方法"。随着近些年来运动处方在我国持续不断的推广和实践,运动处方中国专家共识(2023)专家组对运动处方定义为由运动处方技术培训合格人员,依据处方对象的基本健康信息、体力活动水平、医学检查与诊断、运动风险筛查、运动测试等结果,以规范的运动方式和规定的运动频率、强度、时间、方式、周运动总量、进阶以及注意事项,形成局部和整体相结合、近期和远期目标相结合的个性化健康促进及疾病防治的主动运动指导方案。

第二节 运动处方的适应证、禁忌证及注意事项

一、运动处方的适应证

运动处方的适用范围较广泛,可用于慢性疾病人群、运动损伤人群、围手术期人群、慢性疾病风险人群、健康人群及残疾或有特殊健康状况的人群。其中慢性疾病人群包括心血管疾病、代谢性疾病、恶性肿瘤、神经精神疾病等人群;运动损伤和围手术期人群包括运动系统各种慢性和急性损伤和因手术需要卧床、制动等减少活动的人群。慢性疾病风险人群包括久坐少动、高血压、糖代谢紊乱、肥胖、血脂异常等风险因素人群;健康人群包括不同年龄段、不同生理状态及不同地理气候环境人群。健身运动处方以健康人群和慢病风险人群为主要服务对象;医疗运动处方以慢病人群、运动损伤人群和围手术期人群为主要服务对象。残疾或有特殊健康状况的人群也可以应用运动处方。

二、运动处方的禁忌证和注意事项

2020 年 WHO 发布的《关于身体活动和久坐行为指南》和

2021年发布的《中国人群身体活动指南》均指出,任何人,不论年龄、性别或身体状况,规律运动都是有益的,运动疗法是改善患者身体功能和缓解疾病症状的安全方法,运动处方无明确禁忌证。然而,高危人群,特别是那些有疾病症状的人,可能需要在开始身体活动之前进行医疗评估和许可。同时在运动处方的实施过程中需关注以下注意事项。

(1) 运动前应做热身或准备活动,运动后应做整理活动和拉伸练习。

(2) 关注身体状态。急性疾病(如严重感冒、发热、严重腹泻)期间暂停运动,待缓解后再继续。运动中出现胸痛、胸闷、头晕、心悸、异常的呼吸困难和(或)疲劳、关节肌肉明显疼痛等不适感觉,应立即降低运动强度或停止运动,采取对应措施,必要时就医。

(3) 抗阻训练时要保持自然呼吸状态,特别注意避免屏气,以免缺氧或血压波动幅度过大,必要时提供适当的保护。

(4) 建议初学者在专业人员指导下进行训练,抗阻力量训练中注意控制动作速率和关节活动范围,有氧运动时注意动作的规范性。

(5) 老年人(≥65岁)久坐少动者的体力活动量应达到WHO的推荐量(每周150~300分钟中等强度有氧运动,每周2次抗阻练习)。应循序渐进地增加运动量,动则有益。鼓励老年人参加包括有氧运动、抗阻训练、平衡能力(预防跌倒)和柔韧性练习的综合运动,每周至少2次,并可以将其融入生活中。有氧运动要低起点、慢进阶、少变化,在主观愿意和客观能力耐受的前提下循序渐进;抗阻训练很重要,可防止肌力快速下降;肌少症人群应加强肌肉力量和肌肉耐力练习。

此外,对于老年糖尿病人群来说,合适的鞋对糖尿病患者预防足溃疡尤为重要:①鞋长一般为:1厘米≤鞋长-脚长≤2厘米,不可过紧(<1厘米)或过松(>2厘米);②鞋的宽度能容纳足部最宽处,穿上相对宽松鞋边无凸起,鞋跟高度1.5~3厘米;③鞋帮需足够贴合且封闭,脚背、脚跟或脚趾不外露;④鞋面:内衬光滑,材料透气舒适;⑤鞋底厚度1.5厘米、防滑;⑥松紧度调节方面需有鞋带或魔术贴防止脚向前滑动;⑦鞋垫材料柔软且有弹性,减震、防滑功能。常见鞋具的选择方式见图3-1。

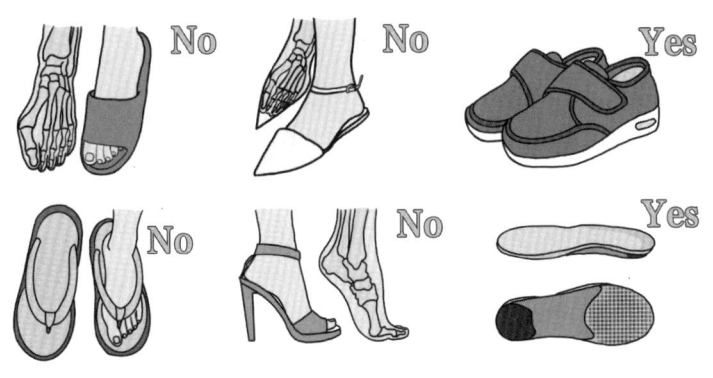

图3-1 常见鞋具

第三节 运动处方的内容

一、基本运动

(一) 有氧运动

有氧运动(aerobic exercise)主要是指依赖有氧代谢来提供运动中所需能量的一种运动方式,旨在提高个体的耐力水平并增强心肺功能。这类运动以改善人体耐力质量为目标,通过促进心血管系统的健康发展,有效提升整体身体健康水平。

有氧运动是老年糖尿病患者的首选。首先,糖是肌肉运动的主要能源之一,经常进行有氧运动,可增强肌肉细胞的胰岛素受体功能,改善组织与胰岛素的结合能力,以便能在胰岛素浓度较低时保持较正常的血糖代谢,即增强胰岛素的作用,这对 2 型糖尿病的治疗有重要意义。其次,有氧运动可以改善脂代谢和调节体重。

有氧运动的类型多样,主要包括步行、慢跑、游泳、骑自行车等。其中,步行是最常用的有氧运动方式,可通过调整步数、步频来制定运动处方。推荐每日步数不少于 6 000 步,老年患者应每天达到累计 6 000~8 000 步,对于老年女性而言,每天 7 500 步是个更合理的选择。若健康状况欠佳,步行 500 步后中断久坐也是有益的。步频根据自身情况每分钟不低于 60~90 步,最好每分钟能达到 100 步(中等强度运动的最低阈值)。慢跑是指以中等或更慢的速度、中等的强度跑完一定距离的有氧运动方式。慢跑对于运动者的身体素质、慢跑技术、场地、衣着鞋子等均有较高的要求,训练时若自身肌力缺乏、关节活动不灵活、姿势不正确、地面不平、鞋子衣着不合理等,不仅达不到理想的健身效果,还有可能损伤身体肌肉、骨骼、神经,导致肌肉拉伤、骨折,甚至跌倒。

游泳是指四肢需在水中借助浮力作用进行协调、规律摆动的有氧运动。伴有心脏病、肝肾疾病、高血压、癫病等慢性疾病老年患者,不得进行游泳运动,以防疾病加重,或发生抽搐、意外昏迷甚至死亡。

自行车是一项以下肢活动为主的运动项目,对股四头肌、股后肌(泛指股后肌群,包括股二头肌、半腱肌、半膜肌)和腓肠肌的力量有较高要求。核心区需要足够强壮以利于下肢蹬踏发力。此外,髋部屈肌和股后肌较高的柔韧性是合理蹬踏节奏和有效蹬踏动作的有力保证。因此,老年人需要有足够的肌肉力量才可以进行自行车运动。

长期中等强度的有氧运动常作为糖尿病患者的主要运动形式。有氧运动的特点是强度适中,有节律性,持续时间较长,并要求糖尿病患者每次锻炼的时间不少于30分钟,每周坚持3～5次,由于单次运动对胰岛素敏感性的影响只持续24～72小时,推荐有氧运动的间隔时间不超过2天,伴有合并症的老年人应该在身心健康允许的范围内进行尽可能多的有氧活动。

(二) 抗阻运动

抗阻运动(resistance exercise),也称力量训练,是指通过对抗外部阻力来增强肌肉力量、耐力和体积的一种运动方式。这种运动形式可以利用自身重量或者训练器械(如弹力带)实施,目标是促进肌肉生长和改善骨密度。

抗阻运动的主要目的是训练人体肌肉,起到防止肌肉体积缩小、力量减少的功效,从而增加胰岛素受体的数量和敏感性,改善代谢紊乱并改善患者的生活质量。

依据抗阻运动的强度,抗阻运动可以分2种类型:中等强度和高强度的抗阻运动。中等强度的抗阻力运动是治疗糖尿病患者最常用的干预手段,对血糖控制具有显著的疗效。有研究发现,运用力量训练器,对患者进行坐位抗阻力伸膝、屈膝收大腿的训练,分别作用于股四头肌和大腿内收肌。以肌肉最大力量的50%～60%作为运动强度,每次练习5组,每组间隔5分钟,共8周,结果显示,抗阻运动显著改善2型糖尿病患者的糖代谢。有研究显示，中等强度的抗阻力运动可有效降低糖化血红蛋白（HbA1c）的水平，同时，它为无法进行有氧运动和运动能力受限的患者提供了有效的运动干预。高强度抗阻运动是一种高强度的运动方式，可达到80%～100%最大重复次数（repetition maximum，RM）的运动强度且持续时间较短。美国糖尿病协会认为对于糖尿病患者尤其是患有严重代谢紊乱的老年患者，抗阻运动是必需的，但高强度抗阻运动仅适用于患有糖尿病的年轻患者，而对于老年患者，不适合高强度抗阻运动的干预。

利用弹力带进行抗阻训练是一种常用的方法，弹力带是一种带状的健身器材，又称阻力带、橡皮带等，是由橡胶所构成橡胶是一种天然高分子聚合材料，随着持续的拉伸，弹性保存在张力中或储存在负荷中，即橡胶的渐进黏弹性。这一特性决定了弹力带的物理优越性。弹力带具有弹性高且持久；重量轻、能折叠、形变自由，且阻力来源并非地球引力，因此借助弹力带的抗阻力训练方式更为灵活多样、运动肌群更细微，运动效果更佳，功能性更强。对于老年患者来说更加安全、便利、有效。此外，利用弹力带来进行运动训练（如音乐与运动相结合）对于老年糖尿病轻度周围血管病变患者的康复也具有显著帮助。

附：弹力带抗阻运动

视频1

（一）初学版具体方法（视频1）

（1）肩关节环绕20秒→手臂环绕20秒→休息30秒→侧平举10次→休息30秒→推举10次。

（2）侧平举10次→休息30秒→弯举10次→休息30秒→交替弯举10次→休息30秒→弯举10次。

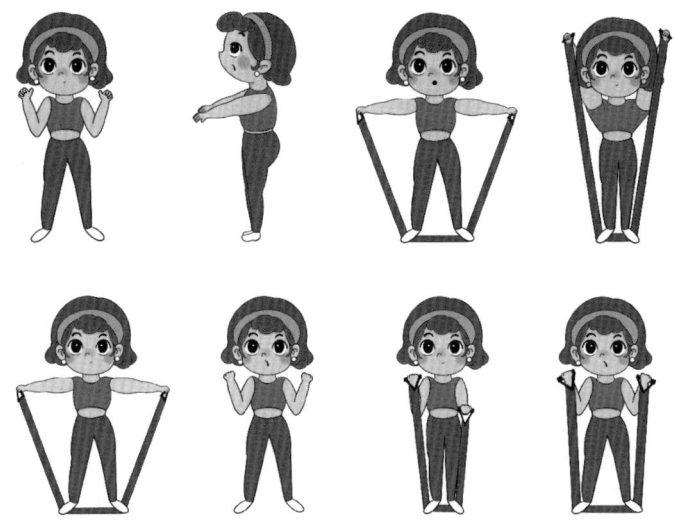

(3) 手臂后侧拉伸 20 秒→小臂前侧拉伸 20 秒→休息 3 分钟后重复一组。

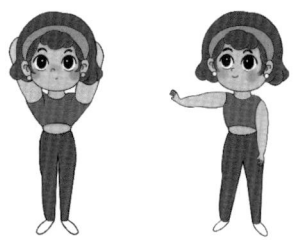

(4) 侧平举划圈 20 秒→上下摆动 20 秒→休息 40 秒→推胸 10 次→休息 30 秒→水平夹胸 10 次。

(5) 推胸 10 次→休息 30 秒→水平夹胸 10 次→休息 30 秒→拉伸 20 秒。

(6) 肩关节环绕 20 秒→髋关节环绕 20 秒→开合跳 20 秒→休息 30 秒→深蹲 15 次→休息 30 秒。

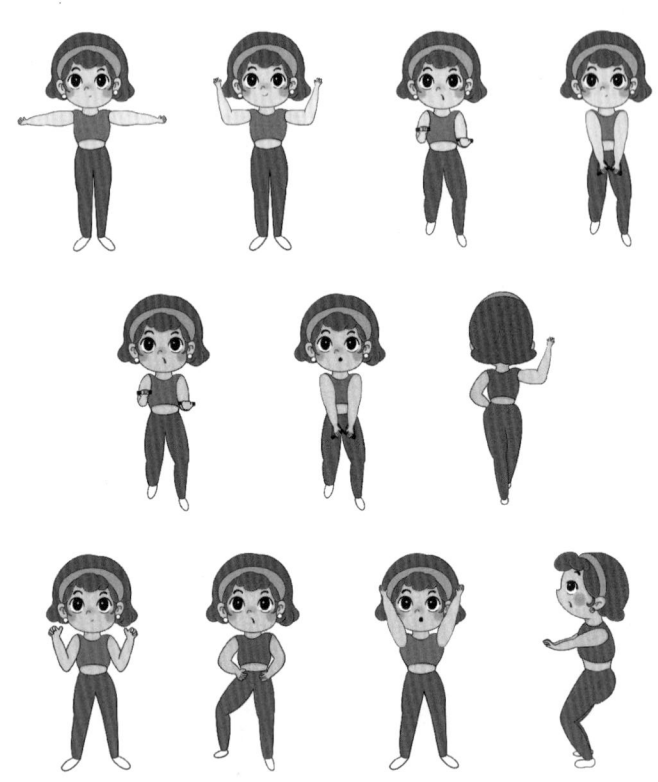

(7) 原地高抬腿 20 次→休息 30 秒→站立垫脚 20 次→休息 30 秒→腿部拉伸 20 秒。

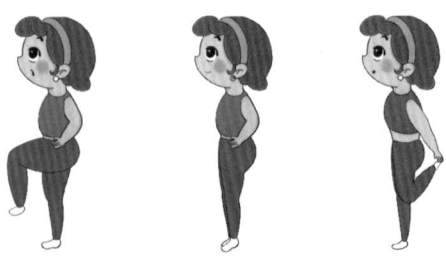

(二)进阶版具体方法(视频2)

(1)手臂环绕 25 秒→弓步静态弯举 20 秒→休息 30 秒→弓步弯举 15 次→休息 30 秒→弓步半程弯举 10 次→休息 30 秒→弓步静态弯举 20 秒。

视频2

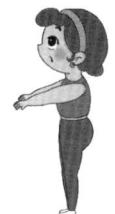 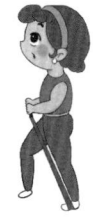 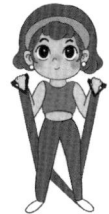 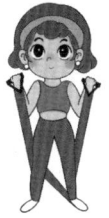 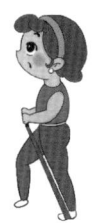

(2)提拉 10 次→休息 30 秒→侧平举 10 次→休息 30 秒→手臂后侧拉伸 20 秒→小臂前侧拉伸 20 秒。

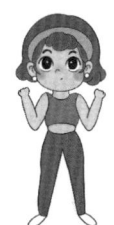 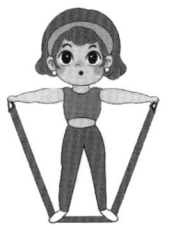 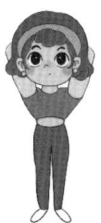 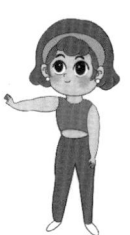

(3)侧平举划圈 20 秒→上下摆动 20 秒→休息 40 秒→推胸 15 次→休息 30 秒→高位夹胸 10 次。

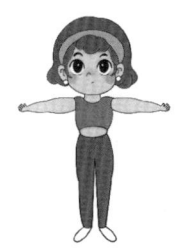 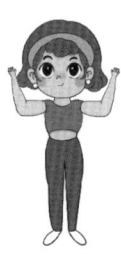 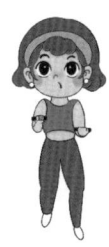 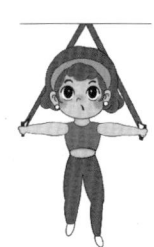

(4)推胸 15 次→休息 30 秒→水平夹胸 15 次→休息 30 秒→拉伸 20 秒。

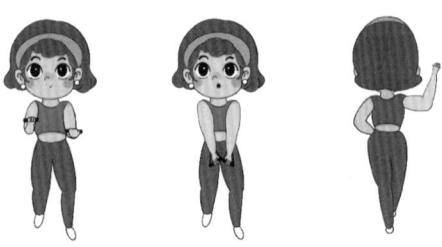

(5)肩关节环绕 20 秒→髋关节环绕 20 秒→开合跳 30 秒→休息 30 秒→深蹲 20 次。

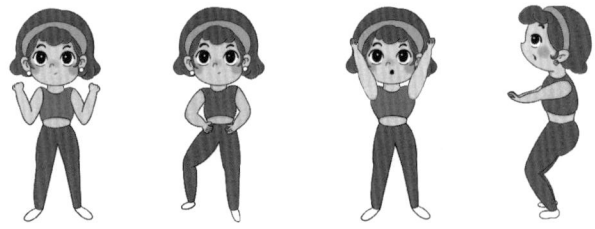

(三) RT 运动训练(弹力带操)具体方法(视频 3)

1. 弹力带平举转体

(1)将弹力带 4 折,双手紧握弹力的两端,身体直立,双臂伸直平举,平行于地面。

视频 3

(2)双臂平举向左转体,静止 1 秒后,恢复起始姿势,再向右转体,静止 1 秒后恢复起始姿势。

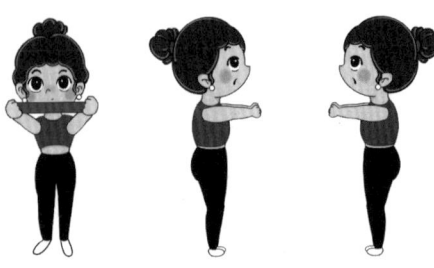

2. 弹力带上举侧腰

(1) 身体直立,双臂伸直上举,紧贴双耳,平行于躯干。

(2) 双臂保持不动,缓慢向左侧腰至最大位置,静止 1 秒后,恢复起始姿势,再向右侧腰至最大位置,静止 1 秒后恢复起始姿势。

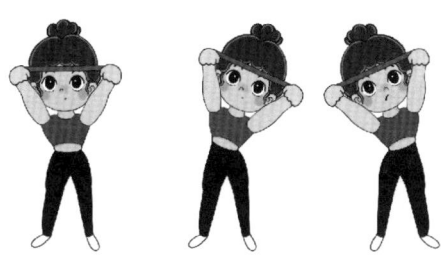

3. 弹力带下蹲倒拉

(1) 将弹力带两折,双手紧握弹力带的两端,身体直立,双臂伸直平举,平行于地面。

(2) 身体慢慢下蹲同时双手向两侧轻拉,再慢慢还原至开始位置。

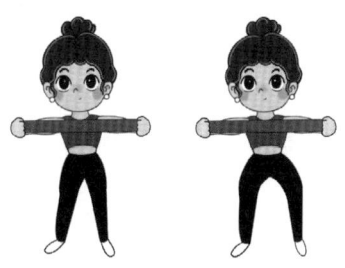

4. 弹力带后背上下拉伸

(1) 身体直立,弹力带置于身后(一端于脑后位置,另一端于腰部位置),使弹力带与躯干平行。

(2) 双手缓慢上下轻拉,再慢慢还原。

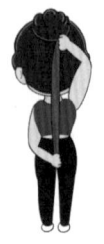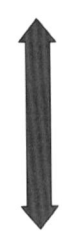

5. 弹力带肩部抬起放下

（1）双手紧握阻力带的两端，两脚开立，尽量伸直，左脚踏住阻力带的中部。

（2）右手臂抬起，手抬高至下巴，掌心向下，肘部弯曲，手、肘部、肩部保持水平，再慢慢还原。换脚换手重复。

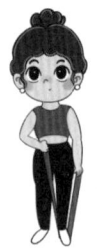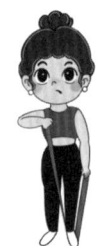

6. 弹力带肘屈曲

（1）准备动作同上一动作。

（2）右手屈肘，向上运动，掌心向自己，再慢慢还原。换脚换手重复。

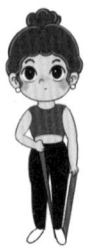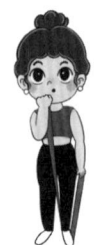

7. 弹力带站立下蹲

（1）双手紧握阻力带的两端，双脚分开与肩间宽并踩住弹力带，双手置于腰间。

（2）双手保持不动，身体慢慢下蹲，再慢慢还原。

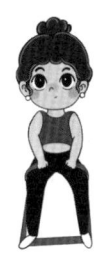 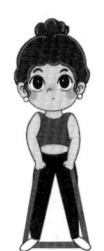

8. 弹力带弓箭步

（1）左脚踏住阻力带的中部，双手置于腰间，右脚往前跨出一步。

（2）身体下蹲，前脚尽量呈 90°，后脚下压尽可能的低，呈弓步，坚持 1 秒后再慢慢还原，换脚重复。

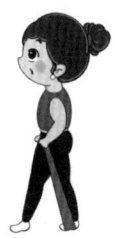 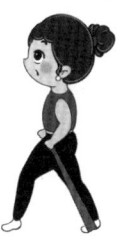

9. 上下起坐　坐在椅子上，双手环抱胸前，从坐位到站立位连续变换姿势，完成"起立-坐下"动作，站立时身体保持直立，坐位时要坐实椅子。

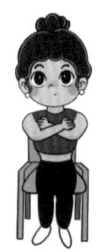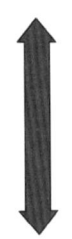

10. 坐姿弹力带肩部抬起放下

（1）坐在椅子上，双手紧握阻力带的两端，两脚分开踏住阻力带的中部，上身稍前倾，双臂自然下垂。

（2）双手臂抬起，手抬高至下巴，掌心向下，肘部弯曲，手、肘部、肩部保持水平，再慢慢还原。

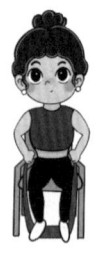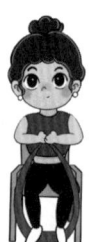

11. 坐姿弹力带肘屈曲

（1）坐在椅子上，双手握住阻力带的两端，两脚分开踏住阻力带的中部，上身稍前倾，双臂自然下垂。

（2）双手屈肘，向上运动，掌心向自己，再慢慢还原。

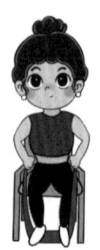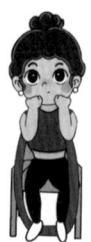

12. 前后踢腿　单手扶墙,先向前甩动小腿,脚尖向上向前抬起,然后向后甩动,脚面绷直,两腿轮换甩动。

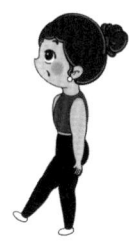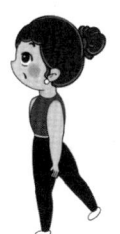

(三)联合训练

联合训练是将有氧运动与抗阻运动相结合的运动。该运动形式在改善胰岛素敏感性、增加胰岛素受体表达方面,优于单一的运动模式。与单次有氧或抗阻运动相比,联合训练能显著降低空腹血糖和体质指数(body mass index,BMI)水平。因此,联合训练在干预高血糖方面优于有氧运动和抗阻运动。

最新发布的《中国成人糖尿病前期干预的专家共识》指出目前主要的推荐运动方式是在规律有氧运动的同时,每周至少进行2次抗阻训练,每次2~3组,每组8~10次的主要肌群练习,每次运动间隔1~2天。

二、精准运动

(一)糖尿病周围神经病变患者的运动训练

1. 步行阶梯训练　是一种利用台阶进行训练的方法,能够增强患者的下肢肌力及步态协调性,改善老年糖尿病周围神经病变(DPN)患者足部运动的稳定性及步态调控能力,如果借助训练辅助器具能进一步增强训练效果,具体运动方法如下。

(1) 热身运动:包括头部、肩部、腰部、膝关节及踝关节运动5个动作,共5分钟。

(2) 循环训练:起坐训练、弓步压腿训练各2分钟,上下台阶行走、上下斜坡行走训练各4分钟,休息1~2分钟后重复上述4组动作。

(3) 平地步行训练:前向、背向、横向、足尖、足跟行走各2分钟。

(4) 放松运动:5分钟。

(5) 每次训练40~45分钟,每周训练3次,任务的复杂性可以逐渐增加,如从稳定表面变化到不稳定表面,增加步高。

2. 平衡训练

(1) 双脚站立:站位,双脚与肩同宽,向前、后、左、右移动身体的重心,停留10~20秒后恢复原位。如身体状况允许,可尝试延长停留的时间或者闭眼进行。

(2) 靠墙站立:站位,保证躯干在同一水平线,紧贴墙壁,双脚与肩同宽,保持3~5分钟如身体状况允许,可尝试延长停留的时间或者闭眼进行。

(3) 单脚站立:站位,将一脚抬离地面3~5厘米,停留10~20秒后放下,另一脚同上。如身体状况允许,可尝试延长停留的时间或者闭眼进行。

(4) 足跟行走:站位,手扶桌子,足趾抬离地面,用足跟支撑行走10步,再转身换方向,同上,重复训练。如身体状况允许,可尝试不用支撑物。

(5) 足尖行走:站位,手扶桌子,踮起脚尖支撑行走10步,再转身换方向,同上,重复训练。如身体状况允许,可尝试不用支撑物。

3. 奥塔戈训练(视频4)

(1)头部运动:站直,向前看,慢慢地把你的头转到尽可能远的右边,慢慢地把你的头转到尽可能远的左边,每边重复5次。

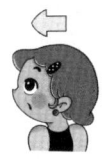 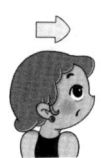

(2)颈部运动:站直,向前看,把一手放在下巴上,帮助头部向后仰,重复5次。

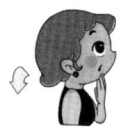

(3)供背运动:站直,双脚与肩同宽,把手放在背部,轻轻地拱起你的背,重复5次。

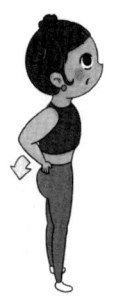

(4)躯干运动:站直,双手放在臀部,不要移动臀部,上身尽量向右转,再尽量向左转,重复5次。

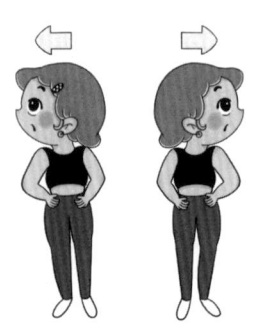

（5）脚踝运动：站立或坐位，将一脚向前伸出并抬高，脚尖上勾再下压，每只脚重复10次。

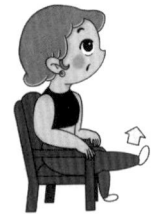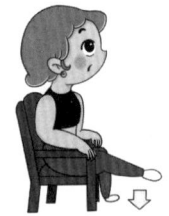

（6）前膝加强练习：坐在椅子上，背部要有支撑。把重物绑在脚踝上，将该腿伸直再放下，共10次。把重物绑在另一只脚踝上，同样重复上述动作10次。

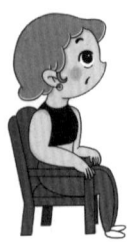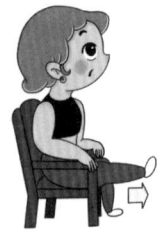

（7）膝后加强练习：把重物绑在脚踝上。面对桌子站直，双手放在桌子上。弯曲膝盖，把脚向后抬起再放下，共10次。把

重物绑在另一脚踝上,同样重复上述动作 10 次。

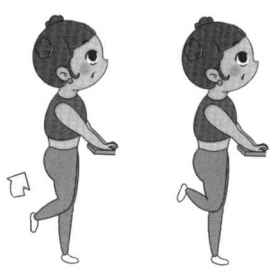

（8）髋关节外展:站位,单手扶住支撑物,左腿向外侧伸展,同时膝关节伸直后停留,右腿同上,重复 10 次。

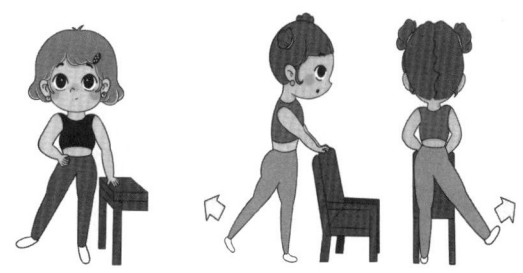

（9）提踵:站位,双腿分开与肩同宽,扶住支撑物,抬起足跟停留后复原,再抬起足尖停留后复原,重复 20 次。如身体状况允许,可尝试不用支撑物。

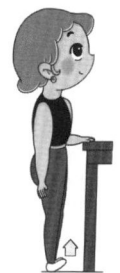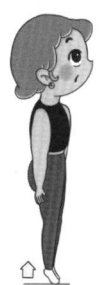

(10) 屈膝:站位,双腿分开与肩同宽,缓慢下蹲,直到感觉脚跟要抬起时站立,重复 10 次。如身体状况允许,可尝试不用支撑物。

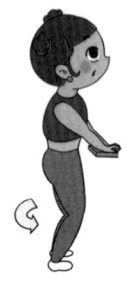 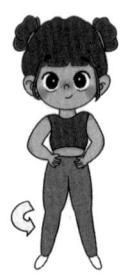

(11) 倒走:站位,手扶桌子向后走 10 步,再转过身向后走 10 步,回到原地,重复训练。如身体状况允许,可尝试不用支撑物。

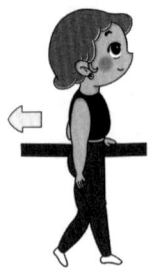 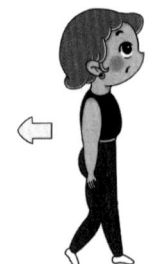

(12) 行走转向训练:站位,正常速度行走,先顺时针方向行走,再逆时针方向行走至原位,重复该训练。

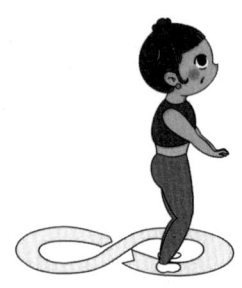

(13) 侧向训练：站位，双手置于腰部，向右侧走 10 步；再向左侧走 10 步，重复训练。

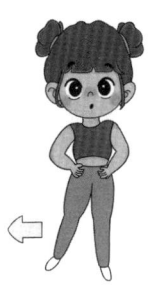

(14) 足跟站立支撑：站位，手扶桌子，将一脚放于另一脚的前方，呈一条直线，坚持走 10 步；再转身换方向，同上，重复训练。如身体状况允许，可尝试不用支撑物。

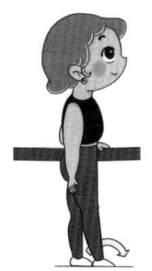 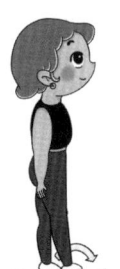

(15) 足尖站立支撑：站位，手扶桌子，用足尖站立支撑，将一脚放于另一脚的前方，坚持走 10 步；再转身换方向，同上，重复训练。如身体状况允许，可尝试不用支撑物。

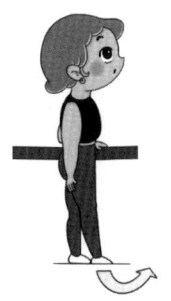 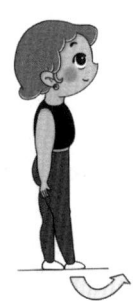

(16) 单足站立支撑：站位，单脚站在长椅旁保持 10 秒，换一脚同上。如身体状况允许，可尝试不用支撑物或者延长站立时间至 30 秒。

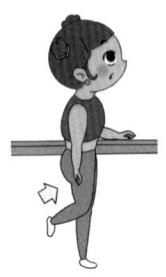 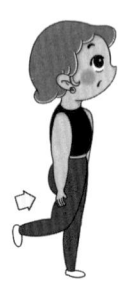

(17) 足跟行走：站位，手扶桌子，足趾抬离地面，用足跟支撑行走 10 步；再转身换方向，同上，重复训练。如身体状况允许，可尝试不用支撑物。

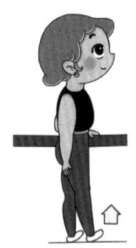 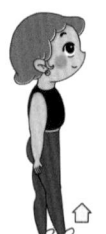

(18) 足尖行走：站位，手扶桌子，踮起脚尖支撑行走 10 步；再转身换方向，同上，重复训练。如身体状况允许，可尝试不用支撑物。

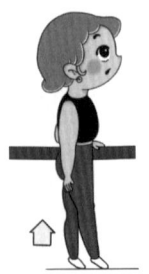 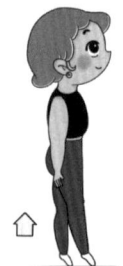

(19) 坐到站训练：坐位，双手扶椅缓慢站起，重复 10 次。如身体状况允许，可尝试过渡到用单手扶椅站起，不用手扶椅站起。

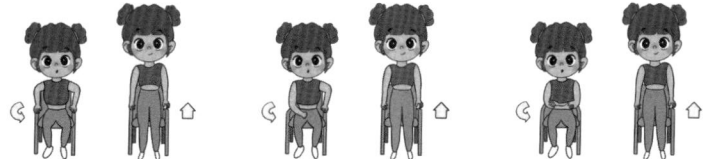

(20) 走楼梯训练：站位，紧握扶手，缓慢上下楼梯 10～20 级。

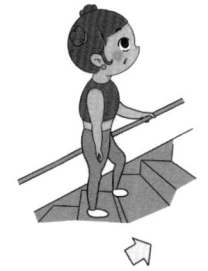

(二) 糖尿病周围神经病变患者的运动训练 (视频 5)

1. 肩肘训练

(1) 坐椅运动：运动时坐于椅子上，双手抓住弹力带两端，双足踩于弹力带中央，身体向前倾斜 45°；双上肢向下，并放置于小腿中下 1/3 处，掌心向内，随之向上拉，尽可能将两侧肩胛骨向后背中线挤压，重复 10～15 次。

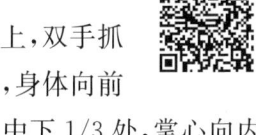

（2）屈肘运动：双手抓住弹力带两端，右脚向前移动一步，踩住弹力带中间，双下肢尽量伸直，躯干挺直，双上肢自然垂于身体两侧；然后屈肘，向上抬举，掌心向内，重复10～15次。

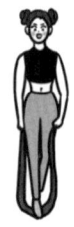 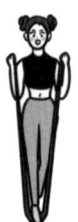

2. 上臂拉伸训练

（1）双手抓住弹力带两端，右脚向前移动一步，踩住弹力带中间，双下肢尽量伸直，躯干挺直，双上肢自然垂于身体两侧；再举起双臂，双手抬高至下颚处，掌心向下，手肘弯曲，手、肘部、肩部保持在同一水平线，重复10～15次。

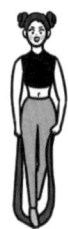 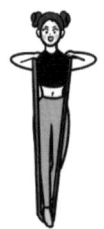

（2）双手抓住弹力带两端，双脚与肩同宽，脚踩于弹力带中间，躯干挺直，双上肢自然垂于身体两侧；随后双臂伸直向身体前方抬高至水平，掌心向下，重复10～15次。

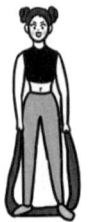 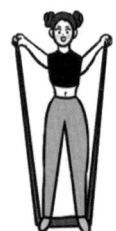

（3）双手抓住弹力带两端，右脚向后退一步，踩于弹力带中间，左腿呈弓步姿势，后腿伸直，躯干挺直；双上肢抬起后弯曲肘关节至头后部，掌心向内，手臂伸过头顶，此时掌心翻转向上，重复 10~15 次。

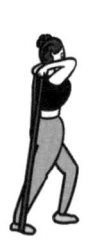 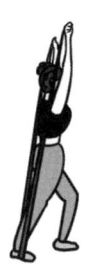

3. 踢腿屈腿训练

（1）前后踢腿：单手扶墙，右腿向前伸，脚尖向上抬起后甩向身后，脚面绷直，双下肢交替甩动，每侧 40~50 次。

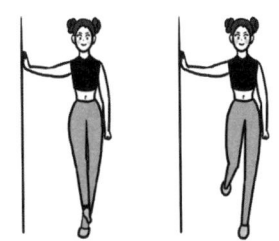

（2）屈腿运动：取卧位，双手抱住头后枕部，双下肢交替蹬腿，循序渐进，每次 3 分钟，每天 2~3 次。

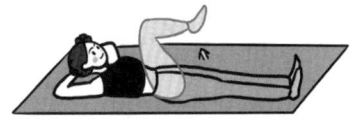

4. 毕格尔训练

（1）仰卧位，双下肢同时抬高 45°~60°，可放置于墙面或棉被上，直至双下肢皮肤出现发白、刺痛，并持续 1~3 分钟。

(2) 取坐位,移至床边,双下肢自然下垂,左右来回摇摆,进行足部上下运动及足趾屈伸运动,直至皮肤出现发红刺痛。

(3) 恢复平躺并盖上棉被保温,卧床休息 3 分钟,每天 2～3 次。

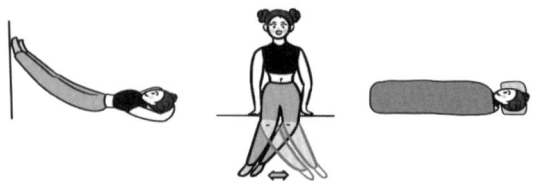

5. 其他下肢运动

(1) 小腿拉伸:①小腿拉伸:右下肢后退一步左下肢向前保持弓步姿势,双足跟着地;双臂向前向上伸直于墙面,身体向墙倾斜直至小腿肌肉被拉伸,保持 20 秒;换另一侧腿重复以上动作,循环 2 次。

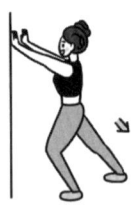

(2) 下蹲运动:双手抓住弹力带两端,两脚分开与肩同宽并踩于弹力带中间,躯干挺直;双臂两侧平举,弯曲肘关节至肩部上方,掌心向前,随后向下蹲,重复 10～15 次。

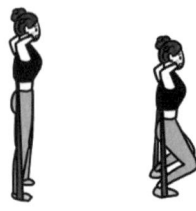

(3) 腿部按摩:坐位,双手环抱一侧大腿根部,从上到下轻按至足踝处,再反方向按摩;另一侧下肢重复以上动作循环

10～20 次。双手夹紧小腿肚上下循环揉动,每侧 20～30 次,双下肢交替 6 次。

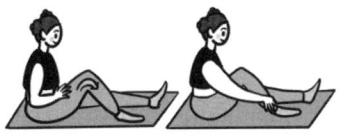

6. 足部运动

(1) 踮脚运动:躯干挺直,双手叉腰,双脚分开,与肩同宽,两侧足跟同时抬起,再落下,重复 10～15 次。

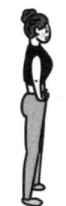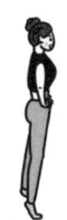

(2) 扳脚趾:取坐位,双下肢向前伸直,头向下,上半身弯曲折叠,用两手扳脚趾,每次 20～30 下,每天 12、13 次。

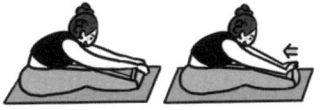

(3) 足部按摩:每日晨起后,双手揉搓足部 10 分钟,顺序为足趾、足背、脚掌、足跟部,再逆时针揉搓;入睡前,用温水泡脚 10 分钟,再揉搓足部的每个部位。此外,入睡时足部抬高 10 厘米,可有效促进足部血液循环,降低足溃疡的发生风险。

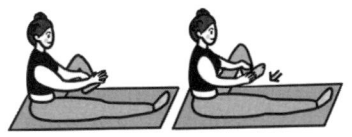

7. 老年糖尿病周围血管病变患者进行运动训练的注意事项

（1）运动前评估：建议在运动前接受专业医学评估和运动测试。如患者血酮体或尿酮体水平较高，且血糖＞13.9 mmol/L，则不适合运动；即便酮体不高，若血糖＞16.7 mmol/L，仍需保持谨慎，需在患者感觉良好时再开始活动，并应保证水分摄入。

（2）注意补充水分：在运动前、运动中和运动后都要适当补充水分，并避免在天中最热的时候或在阳光直射的情况下运动，以防过热。

（3）食物准备：对于使用胰岛素或服用磺脲类药物的患者，建议在运动期间携带速效碳水化合物来源的食物，以防止低血糖。

（4）遵医嘱运动：应在医生指导下选择合适的运动方式和运动量，确保运动安全。

（5）监测血糖：运动前后要加强血糖监测，以免发生低血糖。

（6）穿舒适的鞋子：进行不同运动时，应穿着合适的鞋子注意防滑和足部保护。

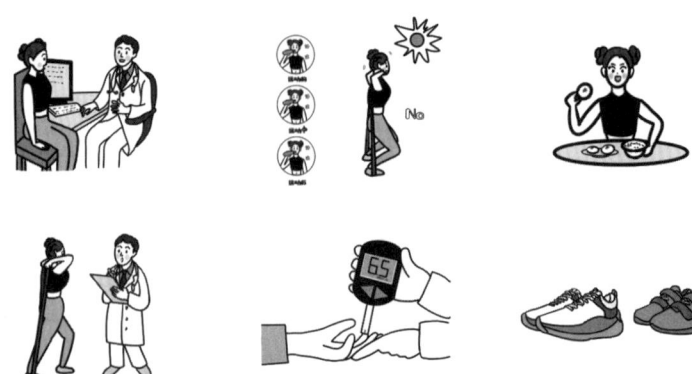

(三)糖尿病肾病患者的运动训练

国际上目前尚未确定糖尿病肾病患者最佳的运动形式与运动方案,但都建议定期进行一定的锻炼,以降低胰岛素抵抗。其中,有氧运动是最有效的运动形式之一,建议每天持续至少10分钟,可以增加心肺适应性,增强胰岛素敏感性,减轻体重,改善糖脂代谢。

患者进行适当强度的体力活动可增加尿白蛋白的排泄。建议微量白蛋白尿患者参与中至高强度运动;大量白蛋白尿患者或存在运动能力限制的患者,应根据个体情况选择适合的运动形式与运动方案,从低强度和低活动量的运动开始,待身体适应后,再逐渐增加运动的强度和时长。

如无其他禁忌证,没有必要对糖尿病肾脏疾病(DKD)患者进行运动限制。若患者存在增殖性糖尿病视网膜病变或严重的非增殖性糖尿病视网膜病变,应禁止进行高强度的有氧运动或抗阻运动,因这些运动可能造成玻璃体积血或视网膜脱离。建议患者在进行剧烈运动计划之前,详细咨询眼科医生;若患者存在糖尿病自主神经病变,应该警惕开始比以往更剧烈的体力活动,建议活动前开展相关的检查,如心脏检查;若合并并发症的DKD患者,如周围神经病变、足部溃疡等,应避免运动或降低运动强度

三、运动安全保障

(1)建议在运动前接受专业医学评估和运动测试。如患者血酮体或尿酮体水平较高,且血糖>13.9 mmol/L,则不适合运动;即便酮体不高,若血糖>16.7 mmol/L,仍需保持谨慎,需在患者感觉良好时再开始活动。

（2）在运动前、运动中和运动后都要适当补充水分，并避免在一天中最热的时候或在阳光直射的情况下运动，以防过热。

（3）对于使用胰岛素或服用磺脲类药物的患者，建议在运动期间携带速效碳水化合物来源的食物，以防止低血糖。

（4）在医生指导下选择合适的运动方式和运动量，确保运动安全。

（5）运动应循序渐进，逐步增加强度和时间。

（6）运动不要过度，稍感费力的运动强度即为当前的最大运动强度。

（7）肢体拉伸时，在不感到疼痛的范围内进行拉伸。

（8）避免快速运动，应保持均匀的呼吸和运动速度，降低眩晕和跌倒的风险。

（9）进行不同运动时，应穿着合适的鞋子，注意防滑和足部保护。

（10）锻炼时扶稳身边固定的物体，如墙壁或者结实的椅子等。必要时可允许专人陪同，从旁监护。

（11）终止运动指征：一旦感觉到明显疲乏、眩晕、恶心、与运动不相符的呼吸困难等明显不适，应立即停止运动，必要时寻求专业医疗服务。

第四章
运动辅具

第一节　步行阶梯训练装置

步行阶梯训练装置可增加运动训练的便利性、有效性和安全性,使用步行阶梯训练装置对老年糖尿病周围神经病变患者进行步行阶梯训练有利于纠正老年糖尿病周围神经病变患者异常行走步态,增加姿势稳定性。

规格为 250 厘米×120 厘米×45 厘米,重 52 千克,额定载荷 135 千克,由木质四级阶梯(分别高 10 厘米、20 厘米、30 厘米及 45 厘米)及一个 15°左右的斜坡(坡长约 260 厘米)组成,阶梯及斜坡表面均覆盖防滑胶片。装置如图 4-1 所示。

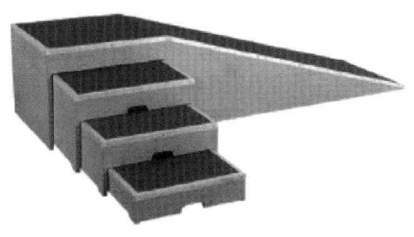

图 4-1　步行阶梯训练装置

使用方法:使用前检查辅具是否完好,训练应在康复治疗师和专科护士的保护下进行。上下台阶、上下斜坡行走训练时,将抽屉式阶梯依次分层抽出,安置稳妥,从水平地面缓慢逐级走上台阶,到达顶点平台后再缓慢走下斜坡;随后从水平地面缓慢走上斜坡,到达顶点后再缓慢逐级走下台阶;弓步压腿训练时一般选择30厘米高的台阶。辅具于每次训练结束进行清扫。

第二节 肌力装置

患者可借助下肢肌力训练装置进行起坐、踏台阶、弓步压腿、提脚尖、跷脚跟、双脚串联站立和高抬腿动作训练。该装置由底板、支撑杆、横板、保护带共同组成运动区域(图4-2)。

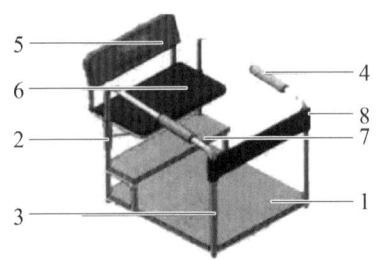

图4-2 下肢肌力训练装置

1.底板;2.支撑杆前杆;3.支撑杆后杆;4.把手;5.竖板;6.可调节横板;7.台阶;8.保护带。

下肢肌力训练装置的作用原理是:下肢肌力训练促使腿部的主要肌肉不断交替于"放松→紧张→放松"的运动状态,有利于刺激髋、膝、踝关节及各处肌肉,促进肌肉纤维合成,增加肌纤维数量,增强下肢主要肌肉群的肌力,使下肢活动能力提高。起坐训练通过反复起坐动作,调动下肢屈肌、伸肌完成收缩动作,促使下肢多个肌群协调运动,提高下肢运动功能。踏台阶训练及弓步压腿训练时,患者一腿弯曲,另一腿伸直,反复交替,使膝关节不断在屈、伸位置上变化,使主导膝关节屈伸的股四头肌得到锻炼,同时踝关节周围肌肉的肌力和耐力也得到加强。提脚尖、跐脚跟训练可改善踝关节本体感觉及踝关节周围肌力,提高踝关节稳定性。高抬腿、双脚串联站立训练有助于增加下肢支撑力,提高髋关节、膝关节及踝关节稳定性,还能锻炼控制身体重心和调整姿势的能力、减少躯体晃动,从而改善患者的平衡功能。

此装置操作方便、实用,为患者提供了安全、独立的训练环境,可提高老年糖尿病患者运动训练的有效性、安全性及舒适度,有效提升患者的运动效果。

第三节　步行训练装置

患者可借助步行训练阶梯进行上下台阶行走训练、上下斜坡行走训练、弓步压腿训练。不同层级的阶梯可使患者在运动训练过程中根据自身情况及运动训练进度安排选择合适高度的台阶,使运动训练更加个体化、更有针对性(见图4-1)

上下台阶训练过程中患者双腿"弯曲、伸直"反复交替,使膝关节不断在屈、伸位置上变化,训练关节灵活性的同时锻炼周围肌力。上下斜坡行走训练因斜坡存在一定角度,故下肢需要提供比稳定平地行走时更大的力量,借此充分调动下肢肌力保持身体平衡,加强步态稳定性,训练踝关节屈伸活动。弓步压腿训练借助 30 厘米高的台阶,使双足处于"一高一低"的不稳定平面,通过"反复向前弓步",患者重心由前到后,使躯体处于一个"维持平衡→打破平衡→重建平衡"的动态过程,患者姿势控制的稳定性和对称性增加,改善平衡功能(视频 6)。

老年糖尿病患者采用步行阶梯训练装置进行训练有利于改善足底压力中心轨迹曲线、全足压力变化曲线和全足平衡性曲线,纠正患者异常行走步态,增加姿势稳定性,同时有效改善躯体协调性、平衡性及稳定性,提高患者的步态调控能力。

第四节 足部训练装置

老年糖尿病患者随着年龄和病程的增加,会出现如周围神经病变、血管病变、糖尿病足等多种并发症,同时增龄和血糖代谢异常也会导致足部功能降低,因此需要通过合适的健身运动来提高足部功能,改善并发症。下面介绍 3 种常用的居家足部运动训练装置。

一、踏步机

踏步机提供的步行或跑步模拟运动是一种有效的有氧运动形式。使用踏步机时,脚部的踩踏动作可以有效地锻炼腿部和足部的肌肉,特别是小腿和大腿肌肉群。这种锻炼有助于增强足部的肌力和耐力,改善步行能力和平衡能力。踏步机的基本运动方法和注意事项如下。

1. 速度和坡度　初学者可以从较低的速度和坡度开始,逐渐增加难度和强度。

2. 姿势

(1) 站立姿势:

1) 站在踏步机中央,双脚与肩同宽,身体保持挺直,目视前方。双手紧握手柄,保持身体稳定。

2) 随着踏步动作,双臂自然摆动,帮助提高运动效果。

3) 开始运动时,左脚先踏上踏板,右脚跟随,然后左脚回到地面,右脚接着踏上踏板,如此循环。

4) 在踏步时,保持膝盖微屈,避免膝盖完全伸直,以减少对关节的压力。

5) 保持均匀呼吸,不要屏气,有助于提供足够的氧气给肌肉,并帮助更有效地锻炼。

(2) 坐立姿势:

1) 坐在座椅上时,保持上半身直立,不要弯腰或者后仰。

2) 双脚放在踏板上,确保脚跟和前脚掌都能够牢固踩在踏板上,踩下时自然推动踏步机。

(3) 起步和结束:开始时,从较低的速度开始步行或跑步,热身5~10分钟。结束时,逐渐减慢速度,并进行适当的拉伸以放松肌肉。

(4) 运动时间与频次:开始时可以从较短的时间段开始,每次10~15分钟,然后逐渐增加到30分钟或更长时间。每周至少进行3~5次运动。

(5) 注意事项:

1) 尽量保持稳定的节奏和呼吸,避免过度用力或过快的节奏导致疲劳。

2）脚掌完全贴合踏板，避免只用脚尖或脚跟着力，以免造成运动损伤。

二、抗阻力带

抗阻力带（resistance bands）是一种弹性的运动器材，通常由橡胶或类似材料制成，具有不同厚度和强度。它们设计成细长的带状物，可以根据需要选择不同的强度和长度。其主要作用是提供抗阻训练，帮助进行肌肉力量训练、平衡训练和伸展运动。使用抗阻力带进行训练可以通过提供反向阻力来增强肌肉力量，改善足部的稳定性和功能。抗阻力带的运动方法和注意事项如下。

（1）坐在椅子上，保持身体稳定，双脚放在地面上或者稍稍提起，确保有足够的空间执行动作。

（2）将弹力带固定在一个稳固的支撑物上，如椅子的腿部或者专门设计用于固定的器材上。确保弹力带固定牢固，以免在运动过程中滑动或者脱落（前拉时可由手拉住阻力带）。

（3）拉动阻力带：

1）左右拉：将足部向左拉伸或向右拉伸，通过克服侧向阻力来增强足部内外侧的肌肉。

2）后拉：将足部向后拉伸，也是克服弹力带的阻力。这个动作有助于增强脚底部和小腿后侧的肌肉。

3）前拉：将足部向前拉伸，克服弹力带的阻力。这个动作有助于增强脚背肌肉和小腿肌肉。

（4）注意事项：

1）执行每个动作时要缓慢而控制，确保专注于使用足部肌肉来克服弹力带的阻力,避免用力过猛或者使用不正确的姿势。

2)一般建议进行10～15次的重复,每个方向进行2～3组,可以根据自己的感觉逐渐增加阻力带的强度或者重复次数。

3)确保先进行适当的热身活动,以预防拉伤或扭伤。

三、筋膜球

筋膜球(fascia ball)是一种常用于自我按摩和筋膜释放的工具,筋膜球的设计通常是硬质或半硬质的球形物体。其用于在身体表面上按摩和施加压力。可以帮助舒缓紧张的筋膜、肌肉和疼痛部位;放松高弓足筋膜肌肉紧张情况;刺激足底肌肉训练及相应穴位,维持正常足弓治疗扁平足、高弓足。筋膜球的运动方法和注意事项如下。

1. 脚趾抓球　可以选择坐下或站立,取决于个人的舒适度和稳定性。脚趾抓球能够有效地激活并加强足底、脚趾部位的小肌肉群,这有助于改善足部的整体力量和稳定性,减少扭伤和其他运动伤害的风险。

2. 足底滚球运动　单脚在足底按摩球上来回滚动,可以利用另一脚或手臂保持平衡,以确保按摩过程中的稳定性。

3. 足踝夹球接踵　双足内踝夹住筋膜球,前脚掌踩实后足跟上提,重心在前脚掌,上提时双足拇趾主动向下压,双手扶在墙上或张开保持平衡。这个动作可以改善足弓塌陷和踝外翻问题以及保持踝关节稳定。

第五节　下肢血供训练装置

一、下肢训练脚踏车

下肢训练脚踏车是一种全面的有氧运动设备(图4-3)。可促进血管的弹性和灵活性,有助于保持良好的血流动力学,降低血管病变的风险。下肢训练脚踏车的运动方法和注意事项如下。

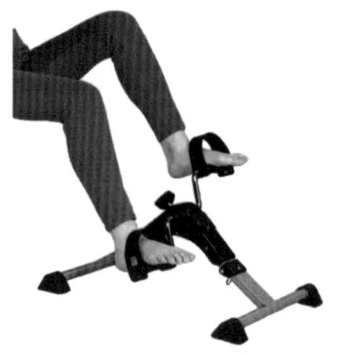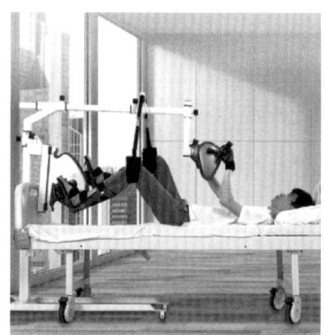

图4-3　下肢训练脚踏车

1. 取坐位时　座椅高度应使膝盖略微弯曲,踏板设置使脚踏时膝盖不超过脚尖,以避免过度伸展或过度弯曲;上身保持轻微前倾,双手放在把手上,保持舒适的姿势以减少肩部和颈部的紧张。

2. 卧床患者　确保床上脚踏车稳固安全地放置在床上,防止在运动过程中滑动或移动;使用床边或床头的扶手保持稳定,上身保持放松,不要过度用力或弯曲腰背。

3. 初学者　可以从每次10～15分钟开始,根据个人的体能和目标逐渐增加到 30 分钟或以上,建议每周进行 3～5 次训练。

二、训练自行车

自行车训练是一种有氧运动,可以有效提升心肺功能,增强血液循环,促进血管扩张,增强肌肉的血流量等(图 4-4)。自行车运动方法和注意事项如下。

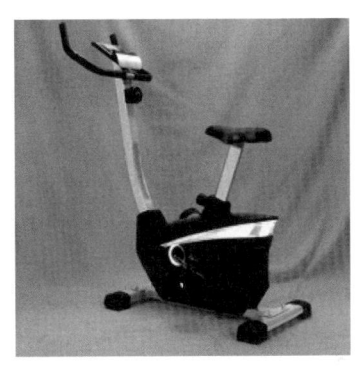

图 4-4　训练自行车

(1) 确保座椅高度合适,使得膝盖在踏行时略微弯曲,不要过度伸展或弯曲。把手位置要使上身保持自然姿势,不要过度弯曲或扭曲。

(2) 步幅应该舒适自然,不要过大或者过小,避免不必要的压力和肌肉疲劳。

(3) 运动过程中注意身体的信号和不适感觉,如胸闷、气促、头晕等,如果出现异常,应立即停止运动并寻求医疗建议。

(4) 开始每次进行 10～15 分钟训练,适应后每次 30 分钟或以上,每周 3～5 次。

三、平板走路机

平板走路机是一种能够模拟行走或跑步运动的健身设备（图4-5）。可以有效地活跃下肢的肌肉群，包括大腿和小腿肌肉。通过增加肌肉活动，提高血流量和血液供应，改善下肢的血供状况。平板走路机运动方法和注意事项如下。

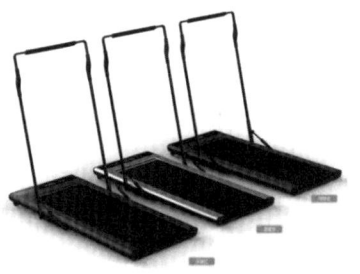

图4-5 平板走路机

（1）确保站立在走路机上时，身体姿势端正，双手放松放在身体两侧或者扶着扶手，上身挺直，不要弯曲或者前倾。

（2）步幅应该舒适自然，不要过大或者过小，避免不必要的压力和肌肉疲劳。

（3）运动过程中注意身体的信号和不适感觉，如胸闷、气促、头晕等。如果出现异常，应立即停止运动并寻求医疗建议。

（4）开始每次进行10～15分钟训练，适应后每次30分钟或以上，每周3～5次。

第五章

运动辅助策略

第一节 集体训练指导

集体训练是一种有效的健康管理方式,其重要性体现在多个方面,包括提升运动依从性、促进心理健康、增强运动安全性等。随着糖尿病的发病率逐年上升,尤其是老年患者的比例增加,如何通过科学的运动指导改善患者的健康状况成为医疗管理的重要课题。集体训练因其独特的优势,正成为这一领域的关键干预手段。

一、集体训练指导的意义

(一) 提升患者的运动依从性

运动对糖尿病患者的血糖控制和并发症预防具有显著效果,但许多老年患者往往缺乏运动的动力。集体训练通过营造积极的运动氛围,有助于提升患者的运动依从性。具体地说,首先包括在集体训练中,患者可以通过观察同伴的努力和成果获得启发,增强自己的锻炼意愿,尤其是看到其他患者克服困难并坚持运动时,会带来模仿效应,激励自身参与;其次可以帮助老年糖尿病患者建立规律性运动习惯,按照固定的时间和地点开展运动可以使患者更容易坚持下来,避免因惰性或日常琐事而中断运动计划。

(二)促进社交互动,缓解心理压力

老年糖尿病患者常因疾病、身体功能退化以及孤独感等问题面临较大的心理压力。集体训练提供了一个社交互动的平台,有助于缓解这些问题。首先,参与集体活动可以让患者感受到团队的温暖,减少孤独感,特别是当患者在运动中获得他人的鼓励与认可时,他们的自尊和幸福感会得到显著提升;其次,患者之间可以交流治疗经验、生活管理技巧以及疾病控制心得,从而形成相互支持的关系。良好的社会支持与糖尿病患者的健康管理和心理状态密切相关。最主要的是,运动本身具有释放内啡肽的作用,可以改善情绪,通过集体运动参与社会活动中,更有助于减轻抑郁和焦虑等负面情绪。

(三)增强指导效果和运动安全性

老年糖尿病患者的身体状况较为复杂,运动安全性是一个重要问题。集体训练中,由专业指导人员提供监督和指导,可以显著提高运动的安全性和效果。集体训练通常由专业教练或医疗康复团队带领,能够针对老年患者的特点制定科学的运动方案,通过现场指导,患者能够规范动作,避免因运动方式不当而造成的损伤。同时,在训练过程中,教练可以及时观察患者的身体反应,如心率、呼吸、姿态等,确保运动强度适宜,一旦发现患者身体不适,可以迅速采取应急措施,降低风险。此外,在集体训练中,患者之间可以相互帮助,特别是在一些需要协作完成的活动中(如双人抗阻训练)。团队协作不仅提高了训练的趣味

性,也为安全性提供了额外保障。

(四) 提高团队归属感,增强康复信心

糖尿病是一种需要长期管理的慢性病,患者的康复信心和坚持治疗的意愿是决定其生活质量的重要因素。集体训练通过团队的力量帮助患者建立信心。在集体训练中,患者可以通过观察他人的进步与改变,意识到自身也有改善的潜力,这种群体激励作用对增强康复信心具有重要意义。当患者在训练中取得成绩(如运动能力的提升、血糖控制的改善)并得到团队的认可时,会感受到成就感。这种正向反馈进一步推动患者坚持训练。通过参与集体活动,患者逐渐摆脱对疾病的消极态度,转而关注如何通过自身努力改善健康状况,从而形成健康的生活方式。

二、集体训练的形式

社区是老年糖尿病患者开展集体训练的主要地点,集体运动训练是一种有效的形式,能够提升参与度并提供社交支持,同时增加运动的趣味性和持续性。社区为老年人提供规律的训练安排,例如每周2~3次,每次30~60分钟;根据健康状况和体能水平,将参与者分组,提供个性化指导;邀请体育康复师或糖尿病管理专家参与,确保运动的安全性和科学性。社区集体运动训练的形式如下。

(一) 跳广场舞

广场舞因其动作简单、节奏缓慢且极富娱乐性,受到老年人的广泛喜爱。在集体训练中,广场舞可以结合民族舞、现代舞等不同风格,使患者能根据兴趣选择合适的舞蹈类型。科学地编排简单易学、幅度适中的舞蹈动作,避免老年人因动作过于复杂

或剧烈而受伤;选用节奏缓慢、旋律舒缓的音乐,有助于老年人放松身心,同时提高运动的趣味性。

(二) 健步走

健步走是一种强度可控、门槛较低的运动形式,非常适合老年人进行集体训练。老年糖尿病患者可以在公园、社区步道或室内跑道开展健身跑,按组分配,设定轻松的步行距离和节奏。训练中由专业教练指导患者正确的步行姿势,避免因不当姿势造成肌肉和关节负担。

(三) 打太极拳

打太极拳是一种传统的中医养生运动,非常适合糖尿病老年患者的集体训练。其特点是动作缓慢、柔和,适宜于任何体能状态的老年人。在社区中设立专业太极指导班,聘请专业太极拳教练,按患者能力分组教授。太极拳强调动作与呼吸的协调,过程中注重动作协调性与呼吸配合,这种节奏性训练能帮助患者改善心肺功能,并缓解精神压力。开展结合太极文化的讲解,通过引入太极的文化背景和养生理念,增加运动的吸引力。

(四) 打乒乓球

打乒乓球是一项极具趣味性和互动性的运动,其运动强度较低,规则简单,老年人易于掌握。通过开展单打或双打比赛,不仅能锻炼患者手眼协调能力和反应速度,还能在轻松的氛围中促进血液循环,改善代谢功能。在社区或活动中心组织的乒乓球训练班,可以提供基础教学和比赛机会,帮助患者建立信心并增强社交能力。此外,打乒乓球还可以通过短时间的快速运动刺激心肺功能,使患者在短时间内获得显著的运动效果。在团队比赛中,患者通过合作与竞争,既增强了团队意识,又激发了参与的积极性。

三、集体训练的注意事项

为确保集体训练的安全性和有效性,需要注意如下。

1. 个性化调整　虽然是集体活动,但应根据每位患者的身体状况(如心肺功能、关节灵活性、血糖水平)进行个性化调整,避免"一刀切"的运动方案。

2. 控制运动强度　老年患者宜采取中低强度的运动形式,如慢走、打太极拳、简易抗阻训练等,避免高强度运动带来的心血管压力。

3. 定期评估　对患者的运动效果及身体状况进行定期检查和调整,以确保训练的安全性和科学性。

4. 专业团队支持　集体训练的组织和实施需要由专业人员进行指导,包括运动教练、康复师和营养师的协作,以提供全面支持。集体训练作为老年糖尿病患者运动指导中的一种重要形式,结合了运动、心理支持和健康教育的多重功能,能够显著提升患者的生活质量。通过群体动力、社交互动和专业指导,集体训练在改善血糖控制、增强康复信心和降低医疗负担等方面展现了巨大潜力。

四、同伴训练方法

(一) 同伴训练的优势

同伴训练是指两人或多人组成固定的训练伙伴,通过共同参与运动、相互鼓励和监督,达到提升运动效果、增强坚持性和促进健康目标实现的一种运动形式。同伴训练在老年糖尿病患者运动管理中具有显著优势。老年人通过互相的鼓励和陪伴,减轻孤独感和运动畏惧,增强参与的信心。同伴训练促进了患者责任感和坚持性,彼此间的监督与鼓励能够有效减少放弃的可能性。此外,同伴间可以共享运动技巧和糖尿病管理经验,提高对科学运动的理解,避免不必要的运动损伤。同时,这种形式为患者提供了宝贵的社交机会,缓解孤独感,改善情绪,提升生活质量。最后,适度的同伴竞争能够激发参与者的潜力,提升运动效果。同伴训练不仅是运动管理的良好手段,还能促进患者的心理健康与社会互动,有助于糖尿病综合管理的长期效果。

(二)同伴训练模式

1. 一对一模式　一个老年糖尿病患者与另一个训练伙伴结成固定配对。通过彼此间的支持与激励,患者可以在训练过程中得到更有针对性的指导和鼓励。训练伙伴可以是同龄人或健康状况相似的患者,他们能够互相监督、共同设定目标,并在遇到困难时提供情感支持。

2. 小组模式　多个老年糖尿病患者组成一个小团体进行共同训练。这种模式能够提供更广泛的社会支持和互动,增加患者之间的社交机会。小组成员通过共享经验、交换意见,能够增强集体动力,提高运动的坚持性和效果。

3. 混合模式　这种模式结合了个别指导与小组互动的优势。例如,患者可以在专业教练的指导下进行个性化的训练,同时与其他患者保持互动,分享训练进展和体会。这种模式能够兼顾个体需求和社交支持,增强患者的参与感和成就感。

4. 在线同伴训练模式　随着技术的发展,在线同伴训练模式也逐渐成为一种流行选择。老年糖尿病患者可以通过视频会议或专门的健身应用程序与训练伙伴进行互动。这种模式可以跨越地理限制，提供灵活的训练方式，并且同样能够促进社交互动和共同进步。

(三) 案例分享

1. **国内案例** 在我国，有"糖友"自我管理教育小组的案例，通过医务社工的介入，促进"糖友"间形成了同伴教育和自助互助的动力氛围。例如，某位大姐通过参与小组，从刚开始的不好意思到慢慢放开自己，积极分享自己的经历，通过在小组中吸取的经验控制每天的饮食，对于糖尿病并发症也有了新的体会。同伴支持对糖尿病患者掌握糖尿病防治知识，提高健康行为、控制血糖等方面具有明显效果，有助于改善患者生活质量，适合在社区慢病疾病防治中推广。

2. **国际经验** 在北欧国家，推广的"健康伙伴"项目通过配对机制来提高老年人群体的运动参与度。这些项目通常将老年人配对为"健康伙伴"，其中一方作为指导者或支持者，另一方则通过参与运动和社交活动受益。这种方法通过增强社区参与感、减少孤独感以及提高心理和身体健康，促进了老年人的社交互动和身体活动。

例如，在瑞典、挪威和芬兰等国，城市和社区正在努力通过各种健康促进活动提升老年人的生活质量。通过实施跨部门合作，建立"年龄友好型"社区，老年人不仅能参与社会活动，还能享受到定制化的健康服务和运动机会。这些计划特别关注体力活动对健康的好处，并通过互助的配对机制，提高了老年人群体的运动率和社会融入感。通过这种方式，北欧国家有效地利用了社会支持网络，增强了老年人的健康意识，减少了因健康问题导致的社会隔离。

第二节　音乐元素融入

一、音乐对运动的促进作用

将音乐元素融入老年糖尿病患者的运动中，不仅能增加运动的乐趣，还对身心健康有积极影响。音乐能有效提升运动的动机和持久性，节奏感强的音乐可以帮助患者更好地调整运动节奏，减少疲劳感，从而延长运动时长。音乐对情绪也有明显的调节作用，能够缓解焦虑和抑郁，增强心理健康，这对于糖尿病患者尤其重要，因为他们常面临情绪波动。通过播放舒缓的音乐，老年患者能够在运动中保持轻松愉悦的心态，提升整体的运动体验。此外，音乐还能够促进社交互动，特别是在同伴训练模式中，通过集体舞蹈或合唱等活动，患者不仅能进行运动，还能增强彼此之间的联系，提升社交性。最主要的是，音乐还能帮助患者调节运动强度，确保运动量在合适的范围内，避免过度或不足，从而优化运动效果。音乐作为运动的一部分，能够全方位提升老年糖尿病患者的运动体验和健康效果。

二、音乐应用方案

1. 运动前热身音乐　在运动开始前播放温和、舒缓的音乐，有助于帮助老年患者放松身心，缓解紧张情绪。此类音乐的节奏较慢，帮助患者进入运动状态，为后续的活动做好准备。研究显示，温和的音乐能有效降低血压、心率，为运动做好生理准备。

2. 运动过程中节奏型音乐　在运动过程中,可以选择节奏感强的音乐来调动患者的活力,提升运动的效果。例如,快节奏的音乐适合进行有氧运动或快走时播放,可以提升患者的运动强度和持续性。这样的音乐帮助患者保持运动的节奏和动力,有助于增强运动的持久性。

3. 放松音乐和冷却期　在运动结束后,播放一些轻松的音乐,帮助患者进入冷却状态。这种音乐通常较为平缓,能够帮助放松肌肉,降低运动后的心率,缓解运动带来的紧张感,同时提升运动后的恢复效果。

4. 社交互动与团体运动中的音乐应用　在同伴训练或团体运动中,利用音乐进行集体活动,如合唱、舞蹈或节奏运动,不仅能增强运动乐趣,还能促进老年患者之间的互动,增强社交关系。这种方式对于提高患者的参与感和积极性非常有效。

通过科学地将音乐与运动结合,可以全面提升老年糖尿病患者的运动体验,增强其运动的效果与持续性,同时也促进心理健康和社交互动。

第三节　科技元素融入

一、智能可穿戴设备的应用

智能可穿戴设备近年来在健康管理领域得到了广泛应用,为老年糖尿病患者提供了一种简便易行的运动指导工具。常见的智能设备包括智能手环、智能手表和运动监测器,它们具备精准的数据采集功能,能够实时记录患者的步数、心率、运动距离、热量消耗等多项生理指标。老年糖尿病患者在日常步行时，可以通过手环实时了解自己的步数是否达到目标，运动强度是否适中。这种实时反馈机制能够帮助患者控制运动量，避免因过度运动引发低血糖或其他不适。此外，智能设备提供的长期数据记录功能能将每日的运动数据同步到手机应用或云端存储，生成一段时间内的运动趋势报告。当患者发现自己1周内的步行总量逐步减少，这可能提示运动计划的执行力度不足。医生或护理人员可以利用这些数据，结合患者的具体情况，及时调整运动方案，从而提高患者的健康管理水平。

智能可穿戴设备在安全监控方面也有显著优势。当设备检测到异常生理信号，例如心率过快或血压骤升时，会通过震动、报警或手机提醒通知患者。这种功能尤为适用于心血管疾病风险较高的糖尿病患者，帮助他们在运动中规避潜在危险。虽然智能设备存在价格较高或老年人使用不熟悉等问题，但随着技术的普及和优化，越来越多老年人已能够通过这些设备受益。

二、数字化健康管理平台

数字化健康管理平台是一个集数据分析、远程监控和个性化服务为一体的健康管理工具，为老年糖尿病患者提供了全方位的运动指导支持。通过手机应用或网页版，患者可以轻松使用平台的多种功能。例如，一些健康平台能够根据患者的年龄、体质指数（BMI）、血糖波动等数据，自动生成适合的运动计划，包括每日的运动种类、时长和强度。对于体质较弱的老年患者，平台可能建议低强度的运动，如椅上操或缓慢步行；而身体状况较好的患者则可以尝试增加抗阻运动的频次。

远程监督和互动功能是平台的一大亮点。医生或运动指导师可以通过平台随时了解患者的运动执行情况。如患者当天未完成既定的步行任务，医生可以通过消息提醒鼓励其继续完成。平台还提供健康教育模块，例如推送糖尿病管理知识、运动注意事项以及饮食指导等内容，帮助患者了解健康生活的重要性。此外，平台可以设置积分或运动排行榜，激励患者在健康管理中保持积极态度。

这些功能在实际应用中大大提升了患者的依从性和健康意识。需要注意的是，数字化平台对老年人技术适应性提出了挑战。针对这一问题，开发者应设计简洁友好的界面，并提供详细的使用教程或家人协助操作的功能支持。通过这些措施，数字化平台在运动指导中的作用将得到更充分发挥。

三、虚拟现实技术的辅助作用

虚拟现实技术（virtual reality，VR）是一种沉浸式的模拟技术，在老年糖尿病患者的运动指导中展现出了创新潜力。通过佩戴 VR 设备，患者可以置身于仿真的环境中完成运动任务，如在虚拟的公园小径中散步，或者在模拟的海滩上进行伸展运动。这种方式不仅能减轻患者对现实运动环境中潜在风险的担忧，还可以有效提高运动的趣味性，从而增加患者的参与意愿。

VR 在关节问题或行动受限患者的运动指导中尤为实用。通过 VR 设备，一些由于膝关节炎无法长时间步行的患者可以在坐姿下完成类似于骑行的训练。同时，VR 环境的设计可提供视觉和听觉上的正向刺激，舒缓的背景音乐和优美的自然景观，帮助患者缓解运动时的焦虑和疲劳感。此外，游戏化的 VR 康复训练也受到老年患者的欢迎。一些虚拟体操或投篮类训练项目能够在娱乐中完成运动目标。例如某虚拟平台指导患者完成"摘水果"任务时,需要患者多次伸手抬臂,这实际上是一种针对肩关节活动度的有效训练。然而,VR设备的成本较高,且部分老年患者可能存在技术适应难题,这些都是未来需要克服的挑战。尽管如此,VR在老年糖尿病患者的运动指导中展现出了良好的前景。

四、人工智能在运动指导中的应用

人工智能(artificial intelligence,AI)技术正逐步渗透糖尿病管理的各个领域,为老年患者的运动指导提供了更加智能化的支持。AI系统可以整合多源数据,例如患者的生理指标、生活习惯、环境数据(如天气、空气质量)等,分析出最佳的运动方案。例如,当某患者的血糖波动较大且天气炎热时,AI可能建议其在室内进行低强度的瑜伽练习,而不是高强度的户外步行,从而减少低血糖或脱水的风险。

此外,AI还具备预测功能。根据患者的过往运动数据,系统可以识别患者的运动瓶颈并提供相应的改进建议。如果某患者多次在特定运动中出现疲劳感,AI可能建议调整运动时长或强度,以避免运动倦怠。同时,AI还能针对不同患者群体生成多样化的健康目标,例如增加抗阻训练以改善肌肉力量,或通过有氧运动提高心肺功能。在患者的日常生活中,AI助手还可以通过语音提醒和互动功能帮助患者保持运动习惯。例如,每日清晨,智能音箱会提醒患者开始晨练,并根据实时天气推荐合适的运动项目。这种动态调整能力显著提高了运动方案的适应性和安全性。然而,AI技术也面临数据隐私和技术壁垒等问题,需要相关政策支持与技术优化来进一步推动其普及。

第六章
智能化在老年糖尿病运动中的应用

第一节 现有智能化医疗设备

糖尿病是一种慢性、复杂的疾病,老年糖尿病患者在日常管理中面临许多挑战,包括血糖监测、饮食控制、药物管理和运动管理,其中体力活动或运动是糖尿病自我管理的关键行为。近年来,随着人工智能(AI)和物联网(IoT)技术的迅猛发展,许多智能医疗设备被应用于老年糖尿病管理,尤其是在运动方面。

一、智能血糖检测仪

智能血糖监测仪可以通过皮下传感器持续监测血糖水平,并将数据传输到智能手机或手表上,智能算法分析血糖数据,识别趋势和模式,提醒患者注意高血糖或低血糖风险,并根据血糖数据提供运动前后的饮食和活动建议,帮助患者保持血糖稳定。

二、可穿戴设备

智能手表和健身追踪器通过记录步数、心率、热量消耗、运动时间和类型,帮助老年糖尿病患者监测日常活动。这些可穿戴设备可以根据心率变化提醒患者调整运动强度,避免过度运动引发心脏问题,并通过睡眠监测分析睡眠质量,提供改善建议,有助于糖尿病管理。运动手环或智能手表能够有效提高糖尿病患者的每日步数约1800步。

三、智能鞋垫和步态分析系统

智能鞋垫和步态分析系统通过内置传感器实时监测步态、步频、步幅等参数,分析步态数据,识别异常步态并提供矫正建议,预防糖尿病足等并发症。

四、智能康复机器人

目前,上肢康复机器人和下肢康复外骨骼等智能康复机器人为老年糖尿病患者提供专业的运动康复训练,如上肢和下肢的力量训练和灵活性训练。这些设备监控运动过程,自动调整训练强度,确保训练安全有效,并评估康复进展,提供数据支持医生调整康复计划。老年糖尿病患者使用EksoGT进行下肢康复训练,每周进行一次评估,根据评估结果调整训练强度和频率。

五、远程医疗平台

远程医疗平台通过智能设备采集血糖、心率等数据,并上传至远程医疗平台,医生可以实时监控患者健康状况,提供在线咨询和指导。结合患者的整体健康数据,制定全面的管理计划,包括饮食、药物和运动建议。患者通过平台与医生进行每月1次的视频咨询,医生根据平台上传的数据,调整患者的运动和饮食计划。

这些设备不仅帮助患者更好地监控身体状态，还提供个性化的健康建议和指导。健康相关的移动通信应用设施可以帮助改变生活方式，促进健康行为。这些应用程序可以提供医疗信息交换、短信、教育内容、基于网络的视频和照片维护的功能，并可以减少区域间医疗差距，提供更多慢性病管理的综合信息。对于糖尿病患者可以有效改善血糖控制、促进良好饮食及体力活动习惯养成、减重及改善临床检验、检测结果。

第二节　人工智能对老年糖尿病患者有效运动及效果监测的支持现状

数字技术有很多类型，如智能连接设备、移动应用程序（app）、人工智能、虚拟现实技术等。截止到 2023 年 1 月，全球 69.2 亿（86%）的人拥有智能手机，另有 4.1 亿（6%）人使用传统手机，手机的普及促进了数字技术支持糖尿病患者运动的可行性和便利性。数字技术应用于糖尿病患者的自我管理可以跨越时间和地域、克服患者交通和日程安排的不便进行患者的运动管理，有助于促进患者的健康行为及习惯养成，提高患者的运动自我效能和行为依从性，提高患者生活质量。相对于传统的面对面就诊，基于数字技术的移动医疗更方便、可及，如通过电话、视频等技术，医护人员实时评估患者运动情况，并给予反馈和指导；智能手机上安装的加速度器、GPS 定位等，可以用于测量患者的身体活动或消耗的能量，移动应用程序（app）可以在不干扰患者日常生活的前提下随时收集、存储和传输数据；可穿戴设备在感知生理信号（如心率、皮肤温度）方面胜过智能手机，能更精确地收集数据,有时甚至处理数据,极大促进了对糖尿病等慢性病患者的运动监测。此外,越来越多的医疗保健公司正在应用人工智能算法从大量数据中发现相关的临床信息,开展精准管理,服务糖尿病患者的运动监测和自我管理。

数字技术在糖尿病患者运动管理中的支持作用的发挥主要体现如下。

一、评估和观察

数字技术为医护人员远程评估糖尿病患者运动提供了技术和手段,为实时评估患者运动依从性和效果提供了保障,也为后续实施针对性干预提供了依据。对于患者运动状态的评估主要通过2种方式进行:一是患者的主观报告,即患者基于app或者微信群等主动汇报康复锻炼情况,如运动次数、时间、锻炼效果等;另一是依赖可穿戴设备(如运动手环)或视频(视频通话)等技术的客观监测。随着数字技术的迅速发展和广泛应用,具有运动监测与反馈功能的设备种类越来越多,如运动手环、计步器、GPS定位等,这些设备可以自动监测患者的步数、运动距离、血压、体重等与疾病和运动相关的生理数据,并传输、共享到数据管理后台。医护人员即可根据这些数据客观评估患者运动的效果。

二、自我监测和管理

数字技术为患者开展自我监测和管理提供了路径,这有赖于可穿戴设备与数据可视化技术的结合。可视化技术将可穿戴设备获取的数据通过app等以数据、图表等形式呈现给患者,患者不仅可实时了解当前的活动是否到位,还可看到一段时间内自己运动水平的变化趋势,是否达标,达到自我监测的目的。在此基础上,患者可及时调整自己运动的强度、次数等。

三、获取运动技能知识

基于数字技术,患者几乎可以随时随地通过网站、热线、微信或 app 以及其他渠道访问、获取运动技能指导。运动指导可通过彩图、视频、动画等形式呈现,便捷性、可读性优于传统的纸质健康宣教。在最初依赖于网站、网页的基础上,随着智能手机和即时通信工具的广泛应用,越来越多的患者使用 app 获取运动方法的相关信息。随着大数据等技术的发展,运动方法的指导从简单的数据呈现发展到根据患者的偏好和个人资料提供交互式数据,即患者在 app 中录入自己的兴趣、习惯、体重等各种数据后,app 可以综合分析,然后向患者推荐适合于该患者个人特点的运动方案。

四、开展实时干预

数字技术为运动行为的实时干预提供了可能和便利,降低了传统门诊随访中依从性干预的滞后性。其发挥作用主要包括如下 2 个途径:一是标准化的预防性提醒和督促,如借助于各种数字技术手段(微信群、app 等)向患者定时发出运动的提醒;二是医护人员基于可穿戴设备、视频等数字技术及时发现运动依从性差的患者,然后针对性地加以提醒和督促,如通过发送个性化提醒信息、电话、上门访视或者在患者就诊时进行干预。

(一)提醒和运动指导

数字技术为医护人员开展实时提醒和干预提供了平台和途径,如很多糖尿病管理 app 会每周自动发送短信到患者的手机。

这些信息有可能是关于糖尿病自我护理的知识指导，控制饮食、加强运动的提醒，对患者的鼓励等。有些 app 会根据患者每天手动录入 app 的信息评估患者的状态后，然后给患者发送个性化信息，如患者在 app 中记录了自己 1 周的运动锻炼项目和时间后，后台发现患者多为在上午 8 时出门运动，于是该 app 每天在 8 时发送运动类型的信息给该患者。还有些 app 会基于患者所佩戴的运动手环上的运动数据发送及时信息提醒，如某患者上午的步数不足 1 000 步，app 就会自动发送信息给患者"您可以出去活动活动啦！"

（二）激发与维持运动动机

数字技术还可以用于增强患者运动的积极性和依从性。一方面，医护人员充分考虑患者的运动锻炼习惯，结合他们的兴趣、能力和当前的身体状态，为患者选择适合的运动方式和强度，制定个性化运动处方基于 app 推送给患者。另一方面，为了克服患者在运动锻炼中面临的安全问题、无聊、形式单一等问题，研究者研发了具有游戏功能的移动医疗设备，在运动游戏中设立激励机制，激发患者运动的兴趣，有效提高糖尿病患者的身体活动能力。比如有一款糖尿病管理 app 设计了"整理花园"的游戏，在游戏过程中，患者需要设定自己的游戏目标（如拔草、种花等）、对目标进行任务分级（如买修理工具、挖土等），完成该游戏的任务过程中患者必须完成一些运动训练，患者达到目标后会有积分奖励，系统还会给他发送荣誉证书。在游戏任务的引导下，患者会不知不觉地增加了自己每日的运动量。

五、情感支持

数字技术能帮助患者获取来自病友、医护人员等的情感支持。在数字技术所搭建的各种交流平台上,比如论坛、app、微信群、虚拟社区等,患者可以与病友互动、讨论他们面临的挑战,并学习他人经验帮助自己克服运动中的困难;患者还可以在平台中构建虚拟患者陪伴自己运动,缓解因独自运动所造成的孤独、无聊等情绪;患者通过数字技术平台与医护人员实时互动,获得医护人员的关心和支持,能感受到医护人员的关怀。以上形式均有助于为患者带来良好的运动体验,促进患者的运动。

第三节 智能化在老年糖尿病运动领域的前景与挑战

随着科技的飞速发展,智能运动设备在医疗健康领域的应用越来越广泛,为老年糖尿病患者带来了前所未有的便利。特别是在运动管理这一关键环节,智能设备为老年糖尿病患者提供了更加科学、精准的个性化服务。然而,与此同时,数字化应用也面临着诸多挑战。

一、前景展望

(一)个性化运动方案

智能运动设备可以根据老年糖尿病患者的身体状况、运动习惯以及疾病控制需求,提供个性化的运动方案。通过收集和分析患者的运动数据,设备可以智能调整运动计划,确保患者在安全、有效的范围内进行锻炼。

(二)实时监测与预警

智能运动设备具备实时监测功能,能够持续跟踪患者的运动状态,如心率、血压、血糖等。当发现异常数据时,设备会及时发出预警,提醒患者停止运动并采取相应的急救措施。这种预警功能对于降低运动风险、预防并发症具有重要意义。

(三)数据管理与分析

智能运动设备可以将收集到的数据同步至手机或其他云端平台,方便患者随时查看和分析自己的运动表现。医生也可以根据这些数据了解患者的病情变化,为患者提供更加精准的诊疗建议。

(四)远程监控与指导

通过智能运动设备,医生可以远程监控患者的运动情况,及时发现问题并给予指导。这种远程监控模式不仅提高了医疗服务的效率,也减轻了患者的就医负担。

二、挑战分析

(一)技术难度与成本

智能运动设备需要具备高精度传感器、先进的数据处理算法以及稳定的网络连接等技术支持。这些技术的研发和应用需要投入大量的人力、物力和财力。因此,降低设备成本、提高性价比是当前需要解决的问题。

(二)用户接受度与操作难度

老年糖尿病患者对智能设备的接受程度普遍较低,且由于年龄、视力等因素,他们在操作设备时可能面临一定困难。如何提高设备的易用性、降低操作难度,是推广智能运动设备需要关注的问题。

(三) 数据安全与隐私保护

智能运动设备在收集患者运动数据的过程中，涉及大量的个人隐私信息。如何确保这些信息的安全与隐私，避免泄露和滥用，是数字化应用需要解决的重要问题。

(四) 法规与监管

目前，关于智能运动设备在医疗健康领域应用的法规和标准尚不完善。如何制定科学合理的法规和标准，规范设备的设计、生产和销售等环节，确保患者的权益和安全，是政府和相关部门需要关注的问题。

三、结语

智能运动设备在老年糖尿病患者运动管理中的应用具有广阔的前景和潜力。通过个性化运动方案、实时监测与预警、数据管理与分析以及远程监控与指导等功能，智能设备可以为患者提供更加科学、精准的服务。然而，在推广和应用过程中，还需要关注技术难度与成本、用户接受度与操作难度、数据安全与隐私保护以及法规与监管等挑战。只有通过不断努力和创新，才能推动智能运动设备在老年糖尿病患者运动管理中的应用取得更加显著的成果。

图书在版编目(CIP)数据

老年糖尿病患者运动指导手册/白姣姣,洪维主编.
上海:复旦大学出版社,2025.6. -- ISBN 978-7-309
-17910-1

Ⅰ. R587. 105-62

中国国家版本馆 CIP 数据核字第 2025BW6898 号

老年糖尿病患者运动指导手册
白姣姣　洪　维　主编
责任编辑/贺　琦

复旦大学出版社有限公司出版发行
上海市国权路 579 号　邮编:200433
网址:fupnet@fudanpress.com　http://www.fudanpress.com
门市零售:86-21-65102580　团体订购:86-21-65104505
出版部电话:86-21-65642845
常熟市华顺印刷有限公司

开本 890 毫米×1240 毫米　1/32　印张 4.25　字数 95 千字
2025 年 6 月第 1 版
2025 年 6 月第 1 版第 1 次印刷

ISBN 978-7-309-17910-1/R·2168
定价:35.00 元

如有印装质量问题,请向复旦大学出版社有限公司出版部调换。
版权所有　　侵权必究